双心疾病诊疗路径

——30年临床实践案例精选

毛家亮　周红梅　编著

上海科学技术出版社

图书在版编目（CIP）数据

双心疾病诊疗路径 ： 30年临床实践案例精选 / 毛家亮，周红梅编著. -- 上海 ： 上海科学技术出版社，2025. 3. -- ISBN 978-7-5478-7049-5

Ⅰ. R749；R54

中国国家版本馆CIP数据核字第2025ZR4791号

双心疾病诊疗路径——30 年临床实践案例精选

毛家亮　周红梅　编著

上海世纪出版(集团)有限公司
上 海 科 学 技 术 出 版 社　出版、发行

(上海市闵行区号景路 159 弄 A 座 9F - 10F)

邮政编码 201101　　www. sstp. cn

江阴金马印刷有限公司印刷

开本 889×1194　1/32　印张 5. 25

字数 150 千字

2025 年 3 月第 1 版　2025 年 3 月第 1 次印刷

ISBN 978 - 7 - 5478 - 7049 - 5/R・3205

定价：55. 00 元

内容提要

本书以临床上10类心血管疾病中出现的非精神科心理疾病诊治为主线，并精选作者近30年诊治的双心疾病典型案例24例，阐述如何利用“躯体化症状自评量表”(SSS)快速做出心理疾病判断。每一案例根据病史摘要、诊断思路、治疗与随访、讨论四个板块展开，并根据诊治中出现的要点和难点，给出针对性策略，强调临床实用性。本书的出版，奠定了双心疾病完整诊治方案形成的基础工作，有助于解决困扰综合医院医生对“如何判断患者是否有心理疾病及严重程度”等难题，提高双心疾病的治愈率。

SSS量表为本书作者毛家亮于2010年首创。该量表与此后美国精神病学会(APA)于2013年发布的《精神疾病诊断与统计手册》第5版有关“躯体症状障碍”内容相契合，且该量表被写入由胡大一教授等领衔编写的《在心血管科就诊患者的心理处方中国专家共识》。

本书可供心血管内科医生及综合医院非精神科医生参考、借鉴。

我与“双心”

（代前言）

双心医学（psycho-cardiology）是研究与处理心脏疾病与情绪、社会环境和行为相关的科学。双心医学的治疗目的不是简单地把心理疾病和心脏疾病放到一个单元进行治疗，而是强调在临床治疗中关注患者躯体疾病的同时，也要关注患者的精神心理状态，尊重患者的主观感受，倡导真正意义上的健康——即心身的全面和谐统一，最终目标是改善患者的心血管疾病预后，实现患者躯体和心理的完全康复。

“双心”来源于英语“psychocardiology”，1985 年由美国威斯康星（Wisconsin）大学精神医学系 JAMES W. Jefferson 教授首次发表在《心身医学》（*Psychosomatics*）杂志，文章题为“*Psychocardiology: Meeting place of heart and mind*”（译为“心理心脏病学：心灵与心脏的交汇”）。JAMES 教授认为它应该成为一个正式的亚学科，由不同专业人员共同协作，聚焦于对患者的整体照护和教育，以更好地理解心血管疾病与心理问题的关系，从而给予心血管患者更完善的治疗。20 世纪 90 年代，我国心血管疾病领域著名学者胡大一教授提出了具有中国特色的“双心医学”概念，倡导心脏科医生不仅要关注患者的心脏疾病，同时要关注患者的心理问题，弥合裂缝，使患者得到心脏心理全面康复，从此开启了我国“双心医学”的发展旅程。

说到“双心”，不得不佩服我们祖先的智慧，对于中国人，从发明文字起就把“心”和思想、情绪紧密联系在一起，如心情、心想、心灵、开心、担心、忧心忡忡、心烦意乱、心有余悸、心灰意冷、心旷神怡、心事重重等。早在战国时期，中医学经典著作《黄帝内经》中即有“七情郁结”可引起“气血凝滞”的记载。华佗的《青囊秘录》中写道：“昏疲之身心，即疾病之媒介……”《素问・阴阳应象大论》则有“喜伤心，怒伤肝，思伤脾，忧伤肺，恐伤脾”等精辟论述。中医学一直有心主神明，心主血脉及心者，君主之官也，神明出焉等理论，无不强调心与心理的关系，所以从这个观念提倡现代心内科医生诊治心理疾病并不违和，双心医学应该是历史回归和必然。

常常有人向我提出这样的疑问：作为一名心内科医生，尤其专注于心脏病介入的专家，是什么促使您涉足双心疾病的诊疗领域？尤其是在这一领域初期乃至当下，往往面临诸多挑战而回报有限。这也许是一种缘分和内心的热爱吧，使我在这条道路上坚持了近30年。回溯至1996年，那时我正处于在职博士研究生的学习阶段，并负责科室的心脏病专病门诊工作。彼时，我们医院正积极筹备晋升为三级甲等医院，根据要求需设立心理专科门诊。为此，医院特邀请上海市精神卫生中心袁训初主任前来坐诊，其诊室恰好毗邻我的心脏科专病门诊。在那时，我经常遇到一些有心脏病症状，但没有心脏病之实的患者，教科书称之为"心脏神经官能症"，实质上是一种存在于心内科范畴内的心理疾病。当时除了服用一些谷维素、β受体阻滞剂之类的药物外，并没有什么好的有效手段。鉴于其心理疾病的本质，我便请教袁主任，并将部分患者转介给他进行诊治。然而，在实施过程中我发现，很多患者对去看精神心理门诊很有抵触。于是我尝试着亲自介入这部分患者的心理治疗，并取得了一定的成效。但作为一名心内科医生，涉足心理疾病的治疗在当时无疑是一场冒险，不仅面临政策法规的约束，还遭遇技术上的挑战，并且长期得不到本专业同行及精神心理科理解和接纳，甚至被视为不务正业或不专业的表现。然而，每当看到患者因我的治疗而好转，那份满足和喜悦让我坚信这条路是可以走下去的。

当时我国已经引进了世界上第一个选择性 5-羟色胺再摄取抑制剂（SSRIs）氟西汀，商品名为百忧解。在这之前，治疗心理疾病主要还是多塞平、阿米替林、地西泮等药物，这些药物副作用较大，有成瘾性，而氟西汀实际上是开启了现代药物治疗心理疾病的新时代，但氟西汀用于治疗“心脏神经官能症”时，仍然会有些副作用。氟西汀用于治疗中至重度心理疾病时，其副作用相对而言可能较治疗轻度心理疾病更为轻微。从这一角度来看，氟西汀更适合被推荐用于治疗病情严重的心理疾病。

此后我国又引进了氟哌噻吨美利曲辛片（黛力新），该药物是小剂量抗抑郁药和非典型抗精神病药物合剂，更适合用于综合医院非精神心理专科中被诊断为“心脏神经官能症”等类似的轻度心理疾病，与氟西汀相比，疗效更优且副作用更少。同时为了更加客观识别心理疾病、观察治疗效果，我也开始接触心理疾病相关心理量表的应用。最早时我用过 ZUNG 焦虑抑郁自评量表来识别、观察“心脏神经官能症”患者，使用的治疗药物是氟哌噻吨美利曲辛片，并做了大量相关临床案例研究。之后又参加了我国著名心身医学专家吴文源教授的“综合性医院就诊病人伴发抑郁焦虑症状及其治疗”的研究(1999 年)，以后又陆续开展了在心内科诊治心理疾病的研究。

在我双心医学之路中最重要的一个转折点是 2010 年前后，经过多年的临床实践与深度思考，我创制了“躯体化症状自评量表”(somatic symptom scale, SSS)，这对以后形成双心疾病完整诊治的解决方案至关重要。在近 30 年的临床工作中，我发现综合医院非精神心理专科医生在面对心理疾病的诊疗过程中面临着诸多挑战。他们普遍遭遇以下难题：难以准确判断患者是否存在心理疾病；难以区分患者的症状是由心理疾病还是心脏病所引发；难以判断患者是什么类型的心理疾病；难以评估心理疾病的严重程度；难以决定是否需要转诊；难以说服患者接受心理疾病的诊断，并接受抗焦虑抑郁药物治疗；难以抉择合适的治疗药物的种类和剂量；难以有效监测治疗效果及判断是否治疗充分；以及难以把握减药停药时机。我认为可以使用心理量表来解决这些问题，就像高血压治疗需要血压计，糖尿病管理需要血糖仪一样。但当时临床上对心理疾病的诊治并没有这个观念和习惯。我尝试用ZUNG 焦虑抑郁自评量表，但这个量表对心内科中的心理疾病的检出率并不高，且常常有患者对做这个量表表现出不满甚至愤怒的情绪。后来领悟到，究其原因是因为这类心理疾病患者，他们是来看躯体疾病的而不是来看心理疾病的，深深的病耻感让患者对心理疾病充满着害怕甚至恐惧，所以给他们做带有明显心理疾病色彩的量表时，他们就会心生反感，甚至会质疑你的医术或医德。同时，到综合医院非精神科就诊的心理疾病患者主要是以躯体化症状为主的，焦虑、抑郁情绪并不严重，此时采用以情绪症状为主的心理量表往往识别不出。后来，在我国著名的心理疾病诊治专家徐俊冕教授的一次讲课中，我首次接触到了心理疾病的"躯体化症状"这个概念，这启发了我——应当使用专业的症状量表去识别心内科中的心理疾病。然而当时广泛应用的症状量表 SCL-90 不仅结构复杂，题目繁多，且心理精神题目也过于明显。随后我又接触了 PHQ-15 症状量表，但该量表又过于简单，难以全面覆盖繁多的躯体化症状。于是,我决心设计一款适合于综合医院非精神科以躯体化症状为主的心理量表。基于多年临床经验体会,我研制了“躯体化症状自评量表”(SSS)。在2010年,得益于我的研究生同学、现在是我国精神科领域著名的专家李春波教授的鼎力相助,我们完成了SSS量表的信度和效度研究。SSS量表的面世,对诊治双心疾病起到了非常重要的作用,极大地缓解了非精神心理专科医生在诊治心理疾病时所遇到的诸多困难。

有意思的是,在我们2010年发表了《躯体化症状自评量表的初步编制及信度和效度研究》之后,美国精神病学会(APA)在2013年5月的年会上,发布了《精神疾病诊断与统计手册》第5版(DSM-5),其中将综合医院主要以躯体症状为表现的心理障碍定名为“躯体症状障碍”,这个诊断与SSS量表相契合,也可以说SSS量表正是为这个诊断量身定制的。当美国人提出“躯体症状障碍”这一诊断时,他们或许并未意识到,在中国早已经有了针对这一诊断的专用量表。长治医学院附属和平医院健康管理中心刘丽云医生曾对上万名在校大学生用 SSS 量表进行健康筛查，她对 SSS 量表有这样的评价："无论自评还是他评，心身的量表应从两个方面体现问题，中枢自主神经功能紊乱（表现为情绪问题）、外周自主神经功能紊乱（表现为躯体各大系统的症状、伴或不伴器质性疾病或病理改变），在这方面 SSS 量表无疑是个经典。"山东济宁医学院附属医院双心名医工作室的马玲主任在使用 SSS 量表后她的体会是："① 初诊 SSS 量表能够全面收集患者的躯体症状和严重程度的信息，结果仅作为筛查，引导医生结合病史及心理访谈明确诊断，并依据严重程度制定干预方案。② 每次复诊使用 SSS 量表，能够精准评估疗效，指导医生调整干预方案，特别是对停药时机的把握。③ 对患者而言，SSS 量表让其明明白白看到自己的病症，打破阻抗，从而赢得患者信任，因为量化，能够帮助患者坚持治疗。④ SSS 量表同时也是医患承诺，见证医患双方共同合作，战胜病魔。"

2014 年作为主要执笔人之一，笔者有幸参与了由胡大一教授、于欣教授领衔及丁荣晶教授组织的中国双心医学里程碑的文献——《在心血管科就诊患者的心理处方中国专家共识》的编写工作。经数次讨论，我们最终也把 SSS 量表纳入共识中，作为辅助识别心血管内科中心理疾病的重要工具。2016 年我当选为中华医学会心身医学分会双心协作学组首任组长、第二届上海市中西医结合学会心身医学专业委员会主任委员。2024 年 8 月在全国行为医学学术年会上，我又被选为中华医学会中国行为医学分会中国躯体化症状诊疗研究中心学术委员会主任委员。

据 2022 年最新的研究显示，三甲医院及基层医院心血管内科患者中，焦虑障碍分别是 41％和 44％，抑郁障碍分别是 34％和 37％。这些数据清晰地表明，心理疾病已经成为心血管内科疾病谱中的重要组成部分。面对汹涌而至的心理疾病，由于传统观念的束缚，心血管内科普遍缺乏应对准备，相关知识和技术匮乏，许多观念仍停留在理论层面，造成大量双心疾病患者漏诊、误治现象屡见不鲜。在与众多致力于双心医学发展的同行交流中，我得到了许多鼓励，他们希望我能够分享自己多年来的双心疾病诊治经验。在周红梅医生的热心参与和大力协助下，我将诊治双心疾病的诸多案例进行了系统整理，在此与大家交流分享，希望不仅在理论上，更是在临床实战中给大家带来一些帮助，为双心医学贡献绵薄之力。

我相信，这本书能够解答您在综合医院非精神科诊治心理疾病所遇到的各种困惑。通过阅读本书并结合不断的临床实践，您定能在短时间内成为诊治双心疾病的佼佼者，在帮助患者的同时，也实现自我价值的提升——让您成为一名生物-心理-社会医学模式的真正践行者。

最后我想说的是，在这个精神心理疾病日益凸显的时代，不管您从事哪个医学亚专业，缺乏心理疾病诊治知识的医生都将是一个“跛脚”的医生。成为一名双心医生也许是世界上最有意义的工作之一，因为它不仅能挽救生命，还能拯救灵魂。

毛家亮

2024 年 9 月 23 日于上海

中英文简写对照表

5-HT：5-羟色胺

BDZs：苯二氮䓬类药物

BMJ：《英国医学杂志》

CHF：慢性心力衰竭

CK-MB：磷酸肌酸同工酶

CTA：CT 血管造影

DSM-5：《精神障碍诊断与统计手册》(第 5 版)

ECMO：体外膜肺氧合

EF：射血分数

GAD-7：广泛性焦虑障碍量表

Hp：幽门螺杆菌

ICD：植入型心律转复除颤器

IL-1：白细胞介素-1

LAD：左前降支

LM：左主干

NaSSAs：去甲肾上腺素能和特异性 5-羟色胺能抗抑郁药

NE：去甲肾上腺素

NT-proBNP：氨基末端脑利尿钠肽前体

PHQ-9：抑郁筛查量表，也称患者健康问卷9项

PNEI：神经-心理-内分泌-免疫

PTSD：创伤后应激障碍

QT：心肌复极时间

RCA：右冠状动脉

REM：快速眼动睡眠

SARIs：$5\text{-}HT_{2A}$受体拮抗剂及5-HT再摄取抑制剂

SSRIs：选择性5-羟色胺再摄取抑制剂

SSS：躯体化症状自评量表

TCAs：三环类抗抑郁药

TIMI：冠脉血流分级

目　录

双心医学现状、困境、对策

现状

时至今日，人类疾病已从传染病时代，跨越躯体疾病时代，正迅速进入精神心理障碍时代。随着社会发展和转型速度加快，人们在精神层面上受到的压力与日俱增，心理问题出现了暴发性的增长。2017 年，国家 22 个部门联合印发了《关于加强心理健康服务的指导意见》，《意见》中指出，心理健康已经是影响经济社会发展的重大公共卫生问题。“心理健康蓝皮书”《中国国民心理健康发展报告(2019—2020)》指出，中小学抑郁症检出率已经达到 24.6%，经济发达地区已经成为重灾区，这也是中小学“减负”不得不实施的根本原因之一。抑郁研究所发布的《2022 年国民抑郁症蓝皮书》指出，我国成人抑郁障碍终身患病率为 6.8%，其中抑郁症为 3.4%，截至 2022 年我国患抑郁症人数 9 500 万，每年大约有 28 万人自杀，其中 40%患有抑郁症。新冠病毒感染后，全球精神障碍疾病负担更加沉重，重度抑郁症和焦虑症的病例分别增加了 28%和 26%，抑郁症患者激增 5 300 万，增幅高达 27.6%。疫情的压力，给抑郁症的诊断及治疗带来了更大的挑战。

困境

精神心理障碍不仅仅局限在精神心理专科领域，也逐渐成为综合医院最主要的病因。《2022 年国民抑郁症蓝皮书》指出，心理障碍首诊中只有 30％患者选择到精神心理专科就诊，高达 70％是到非精神心理专科就诊，综合医院非精神心理专科就诊人群中约 1/3 为心身疾病患者。以心内科而言，多达 1/3 就诊患者罹患或合并心理障碍，成为就诊的第一大原因。同样，在神经内科、消化科、疼痛科、风湿免疫科等，心理障碍也已经成为这些科室的最主要病因之一。精神心理障碍也早已跨出了传统的精神心理医学范畴，影响着各个医学领域。

早在 20 多年前，以胡大一教授为代表心内科医生就积极提倡在心内科中重视心理障碍的诊断和治疗，但令人遗憾的是，至今在心内科临床中的心理障碍漏诊误治率依然高达 80％以上，多年没有改善。这些患者辗转于各大医院、各大名医，反复检查和治疗，但症状始终得不到很好的缓解，使患者遭受躯体和经济的双重打击，同时也造成社会医疗资源的浪费。

根源

要改变这样的困境，就要了解产生这一问题的根源，并寻找到最好的解决方案。究其原因可能有：就诊于综合医院非精神心理专科的心理障碍患者，其愿望是来看躯体疾病的，并没有意识到他的症状并不是由躯体疾病所致，而是由心理障碍造成，所以大多数这样的患者不愿意去看心理专科，这里面除了病耻感，还有合并相关躯体疾病的原因，此为其一；就诊于综合医院非精神心理专科的心理障碍患者，与在精神心理专科就诊的心理障碍患者在临床表现和程度上有一定区别，他们往往以各种各样的躯体化症状作为心理障碍的表现形式，这就是在《精神障碍诊断与统计手册》（第 5 版）（简称“DSM-5”）中所谓的“躯体症状障碍”，而焦虑、抑郁并不像就诊于心理专科患者那样明显严重，此为其二；在政策法规层面及行业规范上，并没有支持和鼓励非精神心理专科医生去诊治他们遇到的心理障碍患者，诊断和不诊断完全是个人行为，各科医生在临床上漏诊本专业疾病不被容许，而漏诊心理障碍完全没有任何责任，非精神心理专科医生涉及心理障碍的诊治只是提倡和建议，并没有作为行业要求和规定，此为其三；由于心理障碍缺乏有效的检测手段，习惯于借助辅助检查工具的非精神心理专科医生在识别心理障碍患者时存在巨大的困难，更不要说去说服患者接受心理障碍的治疗，此为其四；由于不像治疗高血压有血压计等评估手段，可以作为选择高血压治疗药物的相对依据，而非精神心理专科医生由于缺乏简单易行的心理障碍评估手段，仅凭医生个人的经验来判断疾病严重程度及选择治疗药物及剂量，这存在一定的盲目性，也导致医生在药物的疗效和副作用之间摇摆，这对缺乏心理医疗知识和经验的非精神心理专科医生来说更加困难，此为其五。

对策

如何解决困境？首先，要在理念和观念上有所突破。曾经心理和精神是不分家的，但不知从何开始，心理和精神开始分家了，许多精神心理专科医生只看焦虑抑郁、强迫症以及双相情感障碍等心理障碍，而精神分裂症不再涉足。同样，有鉴于综合医院非精神心理专科中心理障碍患者群体庞大，而且都以躯体化症状为主，我们就把这部分心理障碍患者交给综合医院非心理专科医生诊治，并在政策法规及行业规定上鼓励和支持，同时规定只能诊治躯体症状障碍和轻度焦虑抑郁患者，对严重焦虑抑郁或双相情感障碍患者必须转诊，做到有所为有所不为。其次，非精神心理专科医生诊断心理障碍过程中，除了临床问诊，还要积极提倡对患者进行心理量表的评估，这不仅可以弥补非精神心理专科医生缺乏心理障碍诊治知识和经验的不足，提高识别心理障碍的准确率，也能帮助医生选择合适的治疗药物及剂量，以减少药物不良反应、提高药物治疗的有效性。再次，提倡心理量表的评估，也能帮助患者更好地认识自己疾病状况，提高患者接受心理障碍诊断和治疗药物的依从性。最后，在整个治疗过程中进行量表评估，也让患者共同参与治疗过程，能较好地判断治疗过程的各个阶段，药物调整也有依据，对减药停药的时机也更容易掌握，有利于患者完成整个治疗疗程。

早在两千年前，中国古医训就有“心主血脉，心主神明”“心乱则百病生，心静则万病息”“心者，君主之官也，神明出焉”之说，所以说双心医学也算是历史的回归。

目前在临床实践中，存在一种普遍需求，即倡导并支持综合医院非精神心理专科医生参与并诊治前来就诊的心理障碍患者。尽管当前主流医学界对于非精神心理科医生涉足躯体症状障碍诊疗领域尚未达成广泛共识或给予全面支持，然而这一新兴且不断发展的趋势正日益显现出其不可忽视的重要性与必要性，亟需学术界展开更为深入、细致的探讨，并在适当的时候予以推广。

躯体化症状自评量表(SSS)意义及使用说明

2013 年 5 月美国精神病学会(APA)年会上，发布了最新 DSM-5，其中将综合医院主要以躯体症状为表现的心理障碍定名为“躯体症状障碍”。其特征是患者具有非常痛苦或导致重大功能损伤的躯体症状，或者可以有或没有一个既已诊断的躯体疾病，表现为对躯体疾病的担忧，以及在求医问药上消耗过多的时间或精力，包括对躯体症状严重程度不恰当且持续的思维，持续时间半年以上。此类患者大部分首先出现在普通专科医疗系统中，而不是精神心理专科，这些患者焦虑抑郁症状不明显，但躯体不适症状的主诉繁多，识别及沟通困难。

关于如何诊断躯体症状障碍，DSM-5 提供了以下标准：

A. 一种或多种躯体症状使患者感到痛苦或给其生活带来明显干扰。

B. 过多的与躯体症状或关注健康相关的想法、感受或行为，至少符合以下一条：① 长时间对某一症状的严重性有不合适的想法。② 长时间对健康状况或症状有高度的焦虑。③ 花过多的时间与精力在这些症状或健康问题上。④ 虽然任一躯体症状可能不会持续存在，但有症状的状态是持续的(通常超过6个月)。患者强调因躯体症状而痛苦，并且对这些躯体症状存在不正常的想法、感受、行为，而不是强调“对躯体症状缺乏医学解释”这一观点。

轻度：只有一个症状符合标准B。

中度：两个或更多的症状符合标准B。

重度：两个或更多的症状符合标准B，且伴有多种躯体疾病(或有非常严重的躯体症状)。

然而，以上这些诊断标准在临床上执行起来依然非常困难，尤其是令综合医院非精神心理专科医生非常不习惯，很难适应。笔者根据综合医院心理障碍以躯体化症状为主的特点，以及多年临床实践经验，编制了躯体化症状的专用量表，即躯体化症状自评量表(somatic symptom scale, SSS)，并制订了针对非精神心理专科医生诊治心理障碍的完整解决方案(表1、图1)。SSS量表针对躯体症状障碍的躯体化症状进行了非常好的归纳，很好地融合了上述躯体症状障碍的诊断标准，能帮助临床医生很快识别与诊断躯体症状障碍(笔者于2010年发表了该量表的信度和效度研究论文)。

需要说明的是，躯体症状障碍和躯体化症状是两个不同的概念。躯体症状障碍是由心理疾病造成的，但并没有达到焦虑抑郁症或其他心理疾病诊断标准。躯体症状障碍是一个独立诊断名称。而躯体化症状是各种心理疾病伴有的躯体症状。躯体化症状自评量表不仅能辅助诊断躯体症状障碍，也能辅助识别焦虑抑郁症，并能很好评估疾病的严重程度。

SSS 量表使用说明

本量表共有 20 项子条目组成，总分值为 80 分，从症状组成、症状程度、持续时间及社会功能影响四个维度评价患者的躯体化症状情况。与以往以单独症状呈现的心理量表不同，SSS 量表在呈现躯体化症状时是以一个器官系统为单元，分别是：消化系统症状，心血管系统症状，神经系统症状，呼吸系统症状，疼痛科或骨科系统症状，泌尿科系统症状，眼科系统症状，五官科系统症状，风湿免疫科系统症状。

SSS 量表中躯体化症状题目占 50%，焦虑占 20%，抑郁占 20%，焦虑抑郁占 10%。患者一般能在 5 分钟左右完成。每道题目根据症状的严重程度又分为“没有、轻度、中度、重度”四个等级。

根据 SSS 量表总评分结果，可以对躯体化症状严重程度进行分层：≤29 分为观察；30～39 分为轻度；40～59 分为中度；≥60 分为重度。其阳性临界分值为 36/37 分(≤36 分为阴性，≥37 分为阳性)。

1. 躯体化症状

(1) 胃肠症状：腹胀、腹痛，嗳气、反酸、打嗝、食欲差，便秘、便多，口苦、口干，恶心，消瘦。

(2) 心血管症状：心慌、胸闷、气短、胸痛。

(3) 神经系统症状：头晕、头痛、头胀、头重、眩晕、晕厥或脑鸣。

(4) 呼吸困难，憋闷或窒息感，喜大叹气，咳嗽，或胁肋痛。

(5) 疼痛：背部、颈部、腰部或腿部等其他身体部位。

(6) 易尿频、尿急、尿痛，会阴部不适。

(7) 视物模糊，眼睛干涩，短期内视力下降。

(8) 咽部不适、有梗阻感,鼻塞,或耳塞、耳鸣。

(9) 手脚关节或身体某部位:麻木、僵硬、刺痛、抽搐、颤抖或怕冷。

(10) 皮肤系统:皮肤过敏、瘙痒、皮疹,或潮热、潮红、多汗。

2. 焦虑

(1) 易着急紧张,或担忧害怕,甚至惊恐、濒死感或失控感。

(2) 易激动烦躁,生气易怒,对声音过敏,易受惊吓。

(3) 强迫思维、强迫行为:追求完美,反复思考或重复做意义不大的事情。

(4) 多疑病:常关注健康问题,担心自己或家人生病。

3. 抑郁

(1) 易疲劳乏力,行动困难,精力减退。

(2) 兴趣减退,情绪不佳,怕烦,缺乏耐心。

(3) 习惯操心,多思多虑,易纠结,易产生消极想法。

(4) 敏感,易悲伤或伤心哭泣。

4. 焦虑抑郁

(1) 睡眠障碍:入睡困难、眠浅易醒、多梦、噩梦、早醒、失眠或睡眠过多。

(2) 注意力减退、思考能力下降、健忘甚至恍惚。

对疾病严重程度进行分层有利于治疗药物的选择参考,比如轻度至中度躯体症状障碍可以选择氟哌噻吨美利曲辛片等;中度躯体症状障碍可采用选择性5-羟色胺再摄取抑制剂(SSRIs)、5-HT_2A受体拮抗剂及5-HT再摄取抑制剂(SARIs),或去甲肾上腺素能和特异性5-羟色胺能抗抑郁药(NaSSAs);重度躯体症状障碍可以选择NaSSAs,或加非典型抗精神病药物利培酮或奥氮平。

SSS 量表能很好地帮助非精神心理专科医生及时识别躯体症状障碍，该量表的作用可以归纳为以下几方面。

(1) 在较短的时间里识别有无躯体症状障碍或躯体化症状，直观地帮助患者认识自己的疾病状态，减少阻抗，提高治疗依从性。

(2) 判断患者有多少靶症状，严重程度如何，发病时间长短，以及是否影响社会功能。从四个维度全面了解患病情况。

(3) 在此基础上有利于选择合适的治疗药物，减少初次治疗无效或副作用大的药物换手率。

(4) 利于观察治疗效果，全程掌握治疗情况，提高每次就诊效率，减轻医生的负担。

(5) 可以相对准确判断治疗阶段，是治疗期、巩固期还是维持期，有无达到临床痊愈，有无残留症状，掌握减药或停药的时机。

(6) 帮助患者进行疾病治疗的自我管理，协作完成治疗疗程，减少复发。SSS 量表经研究检验有良好的信度和效度，量表简单易懂，易被以躯体化症状为主的心理障碍患者所接受，也容易被综合医院非精神心理专科医生所掌握。

2014 年在《中华心血管病杂志》上发表的《心血管科就诊患者的心理处方中国专家共识》以及 2016 年在《中华神经科杂志》上发表的《综合医院焦虑、抑郁与躯体化症状诊断治疗的专家共识》中，SSS 量表被作为识别、筛查以及评估躯体症状障碍的推荐量表。2019 年《英国医学杂志》(*the British Medical Journal*, *BMJ*)上发表的《中国版躯体化症状自评量表(SSS-CN)识别和测量躯体症状障碍严重程度的诊断研究方案》，详细阐述了 SSS 量表在躯体症状障碍诊治临床及研究中应用的具体步骤。

表 1　SSS 量表范例

躯体化症状自评量表(SSS)

姓名______ 性别___ 年龄___ 电话______ 评定日期______ 第___就诊
教育程度______ 职业______ 病程______ 诊断______ 药物______

说明：您发病过程中可能存在下列各种症状，如果医生能确切了解您的这些症状，就能给您更多的帮助，对治疗有积极影响。请阅读并回答以下每一项栏目，**根据半年内发病情况，选择栏目中相关症状程度最严重的分值。**

* 没有：不存在
* 轻度：偶有几天存在或尚能忍受
* 中度：一半天数存在或希望缓解
* 重度：几乎每天存在或难以忍受

发病时存在的症状(在相应的症状上画○，可多选)	没有	轻度	中度	重度
头晕、头痛、头胀、头重，晕厥、眩晕，脑鸣	1	2	3	4
睡眠问题(入睡困难、多梦、噩梦、易惊醒、早醒、失眠或睡眠过多)	1	2	3	4
易疲劳乏力，行动困难，精力减退	1	2	3	4
兴趣减退，怕烦，情绪不佳，缺乏耐心	1	2	3	4
心血管症状(心慌、胸闷、胸痛、气短)	1	2	3	4
易着急紧张，或担忧害怕，甚至惊恐、濒死感或失控感	1	2	3	4
习惯操心，易纠结，多思多虑，且易产生消极想法	1	2	3	4
注意力减退，思考能力下降，健忘甚至恍惚	1	2	3	4
胃肠症状(胀、痛，反酸、嗳气，食欲差，便秘、便多，口干苦、恶心，消瘦)	1	2	3	4
疼痛(颈部、肩部、腰部、背部、腿部等)	1	2	3	4
敏感，易悲伤或伤心哭泣	1	2	3	4
手脚关节或身体某部位(麻木、僵硬、抽搐、颤抖、刺痛、怕冷)	1	2	3	4
视物模糊，眼睛干涩或胀痛，短期内视力下降	1	2	3	4
激动烦躁，易怒，对声音过敏，易受惊吓	1	2	3	4
追求完美，反复思考或重复做意义不大的事情	1	2	3	4
皮肤过敏、瘙痒、皮疹，或潮红、潮热、多汗	1	2	3	4
常关注健康问题，担心自己及家人生病	1	2	3	4
呼吸困难，憋闷或窒息感，喜大叹气，咳嗽，或胁肋痛	1	2	3	4
咽部不适、梗阻感，鼻腔干涩、鼻塞，耳鸣、耳塞	1	2	3	4
易尿频、尿急、尿痛，或会阴部不适	1	2	3	4

总分：______

以上任何症状，对工作、生活以及与人相处中是否产生困难？程度如何？
完全不困难(　)　有些困难(　)　非常困难(　)　极其困难(　)

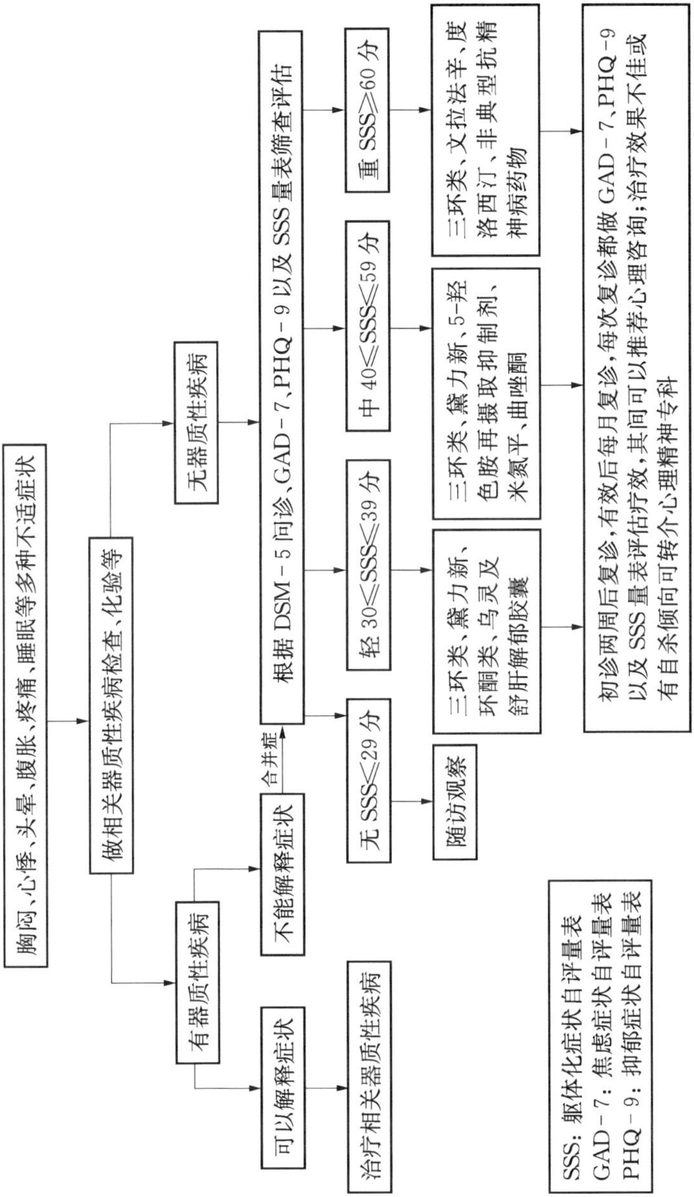

图1　非精神心理专科心理障碍诊治完整解决方案

注：

以下文章是近年来，笔者团队关于躯体化障碍的相关理论及临床研究，供广大读者参考，有助于进一步理解SSS量表的使用。

[1] 庄琦，毛家亮，李春波，等. 躯体化症状自评量表的初步编制及信度和效度研究[J]. 中华行为医学与脑科学杂志，2010，19(09)：847-849.

[2] 李晓丽，毛家亮，何奔. 心脏神经症患者躯体化症状自评量表的临床应用[J]. 中国误诊学杂志，2008，20(08)：4798-4799.

[3] 庄琦，毛家亮，何奔. 心理量表在综合性医院识别心理障碍中的应用现状[J]. 上海交通大学学报(医学版)，2010，30(06)：735-736.

[4] 毛家亮. 综合医院非专科心理障碍诊治存在的现状、困难及对策[J]. 医学与哲学：临床决策论坛版，2013，(02)：9-12.

[5] 庄琦，毛家亮，何奔. 难治性高血压伴焦虑抑郁障碍患者的临床诊断与治疗[J]. 临床心身疾病杂志 2010，16(01)：22-24.

[6] 毛雪琴，张蕊，王梦欣. 综合医院"医学无法解释的躯体症状"患者症状特点及相关因素分析[J]. 山东大学学报(医学版)，2014，52(09)：90-94.

[7] 中国康复学会心血管病专业委员会，中国老年学学会心脑血管病专业委员会. 在心血管科就诊患者的心理处方中国专家共识[J]. 中华心血管病杂志，2014，42(01)：6-13.

[8] 中华医学会神经病学分会神经心理学与行为神经病学组. 综合医院焦虑、抑郁与躯体化症状诊断治疗的专家共识[J]. 中华神经科杂志，2016，49(12)：908-914.

[9] 李士明，毛家亮，钟萍，等. 以头晕为主诉的无症状脑梗死患者躯体化症状自评量表的临床应用[J]. 中国医药导报，2017，14(08)：88-91.

[10] Meng Jiang，Jialiang Mao，et al. Identifying and measuring the severity of somatic symptom disorder using the Self-reported Somatic Symptom Scale-China (SSS-CN)：a research protocol for a diagnostic study[J]. BMJ OPEN，2019，9：e024290. doi：10.1136.

[11] 陈柄旭，李铁璇，毛家亮，等. 心肌桥患者躯体化症状及焦虑抑郁的调查分析[J]. 中华行为医学与脑科学杂志，2020，29(02)：130-1357.

[12] 陈炳旭,廖嘉愉,胡佳宇.冠脉造影患者躯体化症状、焦虑及抑郁状况研究[J].上海交通大学学报(医学版),2019,39(09):1023-1028.
[13] Yani Wu, Zhengyu Tao, Yongxia Qiao, et al. Prevalence and characteristics of somatic symptom disorder in the elderly in a community-based population: a large-scale cross-sectional study in China[J]. BMC Psychiatry, 2022, 22: 257.

综合医院常用心理障碍药物简介

综合医院的心理障碍治疗长期存在着误区，比如我们常把它当作自主神经功能紊乱、神经衰弱，认为是功能性的，或觉得心理障碍程度较轻，不会对患者造成严重损害而无须治疗，或认为没有特效药物治疗。即使治疗，也往往给予一些疗效不确切的谷维素、B族维生素等药物。现在我们认识到，综合医院存在的心理障碍可以对患者造成明显的损害，严重影响患者的生活质量和社会功能，这些患者常因各种不适症状反复就医，虽做大量的各种检查和药物治疗，但都不能有效缓解其症状。需要充分意识到的是，这些心理障碍患者躯体症状是客观存在的，不是他们想象出来的或故意假装的，它们有生物学上的病变基础，是由脑内海马、边缘系统中的各种神经递质如多巴胺、去甲肾上腺素、5-HT等分泌紊乱造成的。抗焦虑抑郁药物就是通过调节脑内这种神经递质来治疗患者的心理障碍，这些药物能非常有效地缓解患者的各种躯体症状和情绪问题，所以综合医院非精神心理专科医生掌握各种治疗心理障碍的药物使用具有广泛积极的意义，成为必须具备的技能。以下介绍的内容除了传统的基本用药原则和方法，部分用药方法是笔者近30年的经验体会，供大家参考借鉴。

1. 抗焦虑紧张及镇静催眠药

以苯二氮䓬类药物(BDZs)为主，小剂量起到抗焦虑紧张作用，较大剂量则起到镇静催眠作用。药物作用机制未完全阐明，一般认为BDZs抗焦虑紧张的作用与药物同脑内苯二氮䓬特殊受体的亲和力，以及对海马、杏仁核等边缘系统功能部位具有高度选择性有关，其镇静催眠作用可能与抑制网状上行激活系统有关。

抗焦虑紧张常用的有：① 苯二氮䓬类。艾司唑仑(舒乐安定)，每次1～2 mg，每天2～3次，口服；阿普唑仑(佳静安定)，每次0.2～0.8 mg，每天2～3次，口服；地西泮(安定)，每次2.5～10 mg，每天2～4次，口服。② 非苯二氮䓬类。丁螺环酮，每次5～10 mg，每天3次，口服；苯巴比妥(鲁米那)，每次15～30 mg，每天2～3次，口服。

镇静催眠常用的有：艾司唑仑，1～2 mg，睡前口服；氯硝西泮(氯硝安定)，1～2 mg，睡前口服；佐匹克隆，7.5 mg，睡前口服。

需要注意的是：BDZs有耐药性与撤药反应，主要表现是使用数周后治疗效果下降，需调整剂量或改换品种才能达到原来的效果，并且往往彼此有交叉耐药性。所以，临床上不宜长期服用同一种药，应及时减药、换药或间断服药。撤药反应主要为各种戒断症状，多见于长效BDZs以及长期大量使用者。表现为失眠、头昏、头痛、耳鸣、颤抖、厌食等，往往在停药3天后出现戒断症状。处理方法为：慢慢减药，或以短效BDZs(艾司唑仑、阿普唑仑)替代长效BDZs(氯硝西泮、地西泮),或给予 β 受体阻滞剂普萘洛尔试用。

过度镇静是 BDZs 的另一个不良反应,患者主要表现为倦怠,疲乏,精细动作受影响,警觉性降低,注意力及学习效果下降。处理上,从事驾驶及机械操作职业者,需在服药期间暂时更换安全性大的工种;或日间不服药,晚间一次给药可减少白天出现过度镇静。

BDZs 另一个少见的不良反应称脱抑制现象和药源性抑郁,即小剂量 BDZs 服用者偶见冲动激越或欣快兴奋,甚或行为控制能力下降出现狂暴举动,而并非疾病本身症状,应仔细观察,及时停药或换药。

治疗广泛性焦虑障碍的非苯二氮䓬类抗焦虑药,主要有丁螺环酮和坦度螺酮。其对 5-HT_1A 受体有选择性亲和力,对 5-HT_2 受体亲和力弱,对突触前 5-HT_1A 自调受体的激动作用为减少中枢背缝核 5-HT 能放电,达到抗焦虑的目的。与苯二氮䓬类比较,其主要优点是镇静作用弱、运动障碍轻、对记忆影响小、无成瘾性,可白天口服,可以治疗伴抑郁的焦虑。但其起效慢,2～4 周才起效,对惊恐障碍和社交焦虑障碍的效果不明显。

2. 抗抑郁药

抗抑郁治疗的原则:① 诊断基本明确,全面考虑患者症状特点,个体化合理用药。② 采用小剂量、逐步递增原则,尽可能采用最小有效剂量,使不良反应减至最小,以提高服药依从性。③ 小剂量疗效不佳时,根据不良反应和耐受情况,增至足量(有效剂量上限)和用足够长的疗程(＞4～6 周)。④ 如无效,可考虑换药(相同作用机制的另一种药或作用机制不同的另一类药)。⑤ 尽可能单一用药,足量、足疗程治疗，一般不主张联用两种以上抗抑郁药。

（1）分期治疗：抑郁往往是一个慢性、易复发的疾病，是一个全病程治疗的概念，可分为急性期治疗、巩固期治疗和维持期治疗。

急性期治疗 急性期治疗的目标：控制症状，尽量达到临床痊愈。药物治疗一般1～2周开始起效，治疗的有效率与时间呈线性关系。如果患者用药治疗6～8周仍无效，此时建议改用其他作用机制的药物，可能有效。

巩固期治疗 经过急性期治疗后，患者症状已基本缓解，社会功能逐步恢复，此阶段称为巩固期。此时不应马上减药，应维持较大药物剂量巩固治疗一段时间，并辅以相应的心理治疗。巩固期治疗时间为4～8个月。

维持期的治疗 维持期治疗的目标是预防复发。患者经过急性期和巩固期的治疗，症状得以控制，社会功能进一步恢复，对疾病有所认识，并意识到治疗的必要性，此阶段称为维持期。建议治疗时间：首次发作，治疗6～8个月；再次发作，治疗2～3年；2次以上的发作，则长期治疗。

关于治疗疗程三个阶段的疗效判断，以往大多以问诊即根据患者的主诉情况加以判断，但患者对症状的改善理解很多时候会出现偏差，而且患者对服药多数会有抵触心理，这往往使患者对症状描述不够精准，避重就轻，导致症状还没有充分消除就提早减药停药，致使症状复燃。所以通过问诊方式来评估疗效，显然容易受个人主观因素干扰而导致诊断偏颇。经临床实践证明，SSS量表是一种较为客观的抗抑郁疗效观察手段，建议在抑郁分期治疗的三个阶段采用SSS量表评估疗效，有助于充分评估各类症状改善情况，尤其是残留症状的评估。通过评估才能充分了解患者症状是否得到了消除，这是减药停药的基础之一。

临床实践证明，目前采用SSS量表评估基础上，根据患者病情的严重程度和症状情况，选择一步到位的剂量，同时采取不同作用机制的联合用药，可以增加药物疗效，加快起效时间，有利于提高患者治疗的依从性，同时还可以减少药物副反应。抗抑郁药物起效快的意义主要还在于提高患者后期治疗的痊愈率，已有临床研究证实，治疗显效越快的患者，痊愈率越高，1周显效和4～6周才显效患者的痊愈率分别为60%～70%和20%左右；抗抑郁治疗2周内显效患者的8周治疗有效率为68%，而2周治疗未显效患者的8周治疗有效率仅为28%。

需要说明的是，在治疗启动之初，向患者详尽阐述其病情状况至关重要；同样地，亦需向患者及其家属清晰说明所用药物的性质、预期疗效以及可能伴随的不良反应与相应的应对策略。鉴于此类抗抑郁药物的使用往往并非患者所愿，甚至怀有抵触情绪，因此，全面细致的解释工作尤为必要，旨在获取患者的理解与积极配合，从而提高用药依从性。在治疗期间，务必密切观察病情和不良反应，并予以及时妥善处理。

(2) 常见抗抑郁药物的临床治疗特点

三环类抗抑郁药(TCAs) 为传统的抗抑郁药物。主要药理作用：突触前作用，TCAs阻断NE和5-HT的再摄取，使突触间隙NE和5-HT含量升高。TCAs同时也阻断其他多种受体如组胺受体、毒蕈碱受体等，副作用主要有头晕、乏力、嗜睡、口干、便秘等。由于大剂量的TCAs可导致心脏产生明显的心律失常副作用，比如QT延长，甚至会引起室速等恶性心律失常，所以 TCAs 在心血管内科疾病的使用需谨慎，但小剂量仍然是较为安全的。常用的有：多虑平，每片 25 mg，剂量从每次 12.5 mg 开始服用，每天 2 次，逐渐加量，每天可服用最大剂量为 50～75 mg。阿米替林，每片 25 mg，剂量从每天 25 至 150 mg 逐步增加，分 2～3 次口服。

选择性 5-羟色胺再摄取抑制剂 主要药理作用：选择性抑制 5-HT 再摄取，使突触间隙 5-HT 含量升高而达到治疗目的。临床使用特点：抗胆碱能不良反应较小，对心血管及肝、肾功能影响小，镇静作用轻，患者耐受性好，依从性高，服用方便，在心血管内科领域中的应用相对安全可靠。因镇静作用小，多可白天服用，如出现嗜睡乏力，可改在晚上服。为减轻胃肠刺激，通常在早餐后服药。常用的有氟西汀，每次 20 mg，每天早上服用 1 次；帕罗西汀，每次 10～20 mg，每天早上服用 1 次；舍曲林，每次 50 mg，每天早上服用 1 次。

SSRIs 的副作用主要有：恶心、厌食、腹疼、口干、腹泻以及头晕、多汗、紧张、震颤、焦虑、性功能障碍等症状。5-HT 再摄取抑制剂起效时间较慢，通常要 2～4 周才能改善患者症状。疗程结束尽量缓慢减药，以避免撤药反应。

5-HT 及 NE 再摄取抑制剂(SNRIs) 主要有文拉法辛及度洛西汀。主要药理作用：具有 NE 和 5-HT 双重再摄取抑制作用，起效比 SSRIs 快，在服用后 1～2 周内见效。文拉法辛对各种抑郁症，包括单相抑郁、伴有焦虑的抑郁、双相抑郁、难治性抑郁症都有很好的疗效。常用剂量：缓释胶囊，每天为 75～225 mg，每天服 1 次。度洛西汀的治疗适应证为严重抑郁症、广泛性焦虑症、妇女应激性尿失禁症以及缓解糖尿病外周神经病理性疼痛和纤维肌痛，常用剂量 60 mg，每天服 1

次,早餐后顿服。这两种药的常见不良反应有：恶心、呕吐、口干、出汗、食欲减退、便秘、失眠、头昏、头痛、视力模糊等;文拉法辛还可以引起个别患者的血压升高。

新型多模态受体抗抑郁药 这是一类具有5-HT、NE及多巴胺(DA)三重再摄取抑制剂,理论上讲这类药比NE和5-HT双重再摄取抑制剂疗效要好。托鲁地文拉法辛,临床上有两种规格,每片80 mg和每片40 mg,每天早餐后口服1片;适用于难治性抑郁症、焦虑症、强迫症、慢性疼痛等。伏硫西汀,该药剂量每片10 mg,每天早餐后口服1片。除了治疗抑郁症状,该药还能改善患者的认知功能和促进社会功能。米那普仑,初始剂量为每天50 mg,逐渐增至每天100 mg,每天2～3次,餐后口服。比较适合用于脑卒中后抑郁、老年痴呆后抑郁焦虑障碍以及各种慢性疼痛。

此外,对NE和5-HT的传导均有增强作用的抗抑郁药(NaSSAs)是米氮平及曲唑酮。米氮平的药理作用：① 阻断α_2肾上腺素受体,增高大脑NE水平。② 阻断5-HT,增强放电率,促进5-HT的释放,升高大脑5-HT水平。③ 抑制$5\text{-}HT_2$和$5\text{-}HT_3$受体,从而可避免某些抗抑郁药如SSRIs的副反应。该药有良好的抗抑郁作用及抗焦虑作用,尤其适用于抑郁伴焦虑及睡眠障碍的抑郁症,以及老年抑郁症患者。常见不良反应有：镇静、嗜睡、头晕、疲乏、口干以及食欲和体重增加。用法：每次15～30 mg,每晚睡前口服。

曲唑酮的药理作用：同时对5-HT的前体5-羟色胺酸所诱发的行为改变有加强作用,其抗抑郁作用相似于三环类(TCAs)和单胺氧化酶抑制剂(MAOI),但对心血管系统毒性小,较适用于老年或伴有心血管疾病的患者。本品还具有中枢镇静作用和轻微的肌肉松弛作用，但无抗痉挛和中枢兴奋作用。本品也能引起血压下降，作用与剂量有关，临床上可以利用此作用应用于高血压患者，所以在心内科领域使用有一定的优势。主要治疗适应证：各种类型抑郁症，尤其伴有睡眠障碍的抑郁症、伴有抑郁症状的焦虑症以及药物依赖者戒断后的情绪障碍。建议成人剂量每天 50～100 mg(1～2 片)，晚上睡前口服。较严重住院患者剂量可增大。最高剂量不超过每天 200 mg(4 片)，分次服用。常见不良反应为：嗜睡、疲乏、头昏、头痛、失眠、紧张和震颤等，以及视物模糊、口干、便秘。少见体位性低血压(进餐时同时服药可减轻)、心动过速、恶心、呕吐和腹部不适。极少数患者出现肌肉、骨骼疼痛和多梦。

氟哌噻吨美利曲辛片：为一种小剂量的抗精神病药 0.5 mg 氟哌噻吨与小剂量三环类抗抑郁药 10 mg 美利曲辛的合剂。主要药理作用是提高突触间隙 DA、NE 及 5-HT 等多种不同神经递质的含量。其药理作用是两种成分综合作用的结果，两种成分在治疗作用方面有协同效应和副作用的拮抗效应，能有效治疗综合医院内就诊的轻中度焦虑抑郁、胃肠或心脏神经症、慢性疼痛、自主神经功能紊乱及更年期综合征。其起效快，1 周左右就能缓解各种躯体症状，副作用小。用法：每天 1～2 片，早上口服 1 次或早上及中午各服 1 片，维持剂量为每天 1 片。

关于氟哌噻吨美利曲辛片在临床上的使用，精神心理专科和非精神心理专科的认识有很大的差别。精神心理专科医生认为氟哌噻吨美利曲辛片疗效差、副反应大(比如迟发性运动障碍)、容易成瘾、撤药困难；而非精神心理专科医生认为氟哌噻吨美利曲辛片起效快、疗效确切、副反应小、使用方便等。为什么认识上会出现这样的差别？笔者认为这不是氟哌噻吨美利曲辛片药物的问题，而是在于患者的选择上。氟哌噻吨美利曲辛片的说明书上明确写明，其适用人群是轻中度焦虑抑郁患者，但由于缺乏相关心理学知识和评估，非精神心理专科医生对一些比较严重的焦虑抑郁患者也在使用氟哌噻吨美利曲辛片，致使疗效不好，为了增加疗效就会加大剂量，这样又会导致撤不了药，同时长期大剂量用药就可能出现迟发性运动障碍，而这些患者往往最终会被推荐给精神心理专科进一步诊治。但是那些在综合医院非精神心理专科用氟哌噻吨美利曲辛片治疗好的轻中度焦虑抑郁患者通常不会被转诊到精神心理专科，由于他们接触不到这部分被氟哌噻吨美利曲辛片治疗好的患者，所以导致氟哌噻吨美利曲辛片给精神心理专科医生只留下“不好用”的印象。

非典型抗精神病药物　作为增效剂，可用于治疗重症或难治性焦虑抑郁症、顽固性慢性疼痛等，特别是一些伴有幻觉的重度抑郁症。非典型抗精神病药物可与几乎所有的抗焦虑抑郁药物联合使用，常用的有：奥氮平，2.5～5 mg每晚睡前口服；利培酮1～2 mg每晚睡前口服；喹硫平25～200 mg每晚睡前口服；舒必利50～100 mg，每天2次，用于治疗伴有明显消化道症状的抑郁症，同时密切关注药物导致消化道症状情况。

大多数抗抑郁药物兼具抗焦虑的功效，对于混合存在的抑郁与焦虑症状均展现出一定的治疗效果。一般而言，上述提及的各类抗焦虑及抗抑郁药物可协同使用，旨在针对疾病的不同症状靶点进行治疗，有效控制疾病特定阶段的表现，同时通过减少或中和药物间的不良反应来规避副作用，进而提升患者的治疗依从性。这种联合用药策略还能促进药物间的协同作用，从而增强整体疗效，并加速药物起效的进程。

此外，对于心血管专科医生而言，在诊断患者是否存在心理障碍时，有时确实面临一定的挑战。然而，若医生怀疑患者可能伴有焦虑或抑郁症状，亦可考虑采取抗焦虑及抗抑郁药物的诊断性治疗策略，以此作为辅助诊断的手段。

3. 基于评估下的精准治疗及联合用药

当前，心理障碍的药物治疗选择颇显含混，较多依赖于医生的直观感受，这直接导致了初次用药后的高更换率，即因疗效欠佳或副作用显著而不得不调整治疗方案。笔者认为，这一现状的根本原因在于对疾病状态的评估缺乏精确性。以高血压为例，我们会依据血压读数来制定治疗策略；对于感染性疾病，体温则是选用抗生素的重要依据。然而，在心理障碍的治疗领域，长期以来，治疗方案的选择主要依赖于医生的个人经验与主观判断，这一模式几乎到现在还一成不变，且在治疗过程中，联合用药因其可能增加副作用而被谨慎对待。然而，当前临床实践中，联合用药的现象已屡见不鲜，旨在提升治疗效果并减轻副作用。尽管如此，如何科学合理地实施联合用药以达成上述目标，仍是摆在面前的重大挑战。

我们能否借鉴高血压治疗的模式，通过量化指标（如某种特定的心理评估量表）来指导药物选择，从而实现精准用药呢？答案是可行的。笔者基于多年的临床经验，并结合 SSS 量表的评估结果，提出了一套针对心理障碍的药物选择及联合用药方案供同仁参考。

1. 药物分类

A. 抗抑郁焦虑药物

A1 氟哌噻吨美利曲辛片，丁螺环酮，坦度螺酮

A2 SSRIs类：氟西汀，帕罗西汀，舍曲林，氟伏沙明，西酞普兰及艾司西酞普兰

A3 SNRIs类：文法拉辛，度洛西汀

A4 多模态受体抗抑郁药：伏硫西汀，米那普仑，托鲁地文拉法辛

B. 抗焦虑抑郁兼改善睡眠

B1 轻度失眠：阿戈美拉汀

B2 失眠合并消化道症状：米氮平

B3 失眠合并高血压症状：曲唑酮

B4 顽固性失眠：奥氮平，利培酮，喹硫平

C. 中成药物

舒肝解郁胶囊、乌灵胶囊、心可舒、心灵丸、解郁丸等

2. 基于SSS量表评估的治疗及联合治疗选择

SSS 30～39分区间：无睡眠障碍A1＋C；合并睡眠障碍A1＋B1、B2、B3＋C

SSS 40～59分区间：无睡眠障碍A2＋C；合并睡眠障碍A2＋B1、B2、B3＋C

SSS高于60分区间：无睡眠障碍A3、A4＋C；合并睡眠障碍A3、A4＋B3、B4＋C

为方便大家尽快熟悉抗焦虑、抑郁药物的临床应用，我们罗列出了常用抗焦虑、抑郁药物的临床特点与副作用，供参考（表2）。

表 2　常用抗焦虑及抑郁药物

药　物	剂　量	副　作　用	临　床　考　虑	适　应　证
氟西汀	20～80 mg/d	胃肠道反应，性功能异常，激越	活性代谢产物半衰期长，停药综合征风险较低；换用其他 SSRIs 或 SNRIs 需要 1 周的洗脱期；药物相互作用风险较高	抑郁症；FDA 也批准治疗经前期心境恶劣障碍，强迫症，神经性贪食及惊恐障碍
舍曲林	50～200 mg/d	胃肠道反应，性功能异常，头痛	性功能异常副作用风险高于其他 SSRIs 及 SNRIs	抑郁症；FDA 也批准治疗经前期心境恶劣障碍，强迫症，惊恐障碍，创伤后应激障碍，社交焦虑
帕罗西汀	10～60 mg/d	抗胆碱能副作用（体重增加、镇静、便秘），胃肠道反应，性功能异常	停药综合征风险，可能需要缓慢减停；控释剂型或可降低停药综合征风险；药物相互作用风险较高；可考虑用于抑郁共病焦虑患者	抑郁症；FDA 也批准治疗经前期心境恶劣障碍，强迫症，惊恐障碍，社交焦虑，广泛性焦虑障碍，创伤后应激障碍
氟伏沙明	50～300 mg/d	抗胆碱能副作用（体重增加、镇静、便秘），胃肠道反应，性功能异常，厌食，失眠	性功能异常副作用相比于其他 SSRIs 及 SNRIs 可能较少；可考虑用于抑郁共病焦虑患者；药物相互作用风险较高	FDA 仅批准治疗强迫症；超说明书治疗抑郁症

续 表

药物	剂量	副作用	临床考虑	适应证
西酞普兰	10～40 mg/d	胃肠道反应，性功能异常，镇静	黑框警告：由于 QT 间期延长风险，剂量不建议超过 40 mg/d	抑郁症；超说明书治疗焦虑障碍
艾司西酞普兰	5～20 mg/d	胃肠道反应，性功能异常	头痛、头晕、镇静及胃肠道反应副作用风险，可能低于其他 SSRIs 及 SNRIs；为西酞普兰的右旋异构体产物	抑郁症；FDA 同时批准治疗广泛性焦虑障碍
文拉法辛	37.5～225 mg/d	激越，失眠，震颤，高血压，心动过速，大汗，胃肠道反应，性功能异常，头痛，停药综合征	停药综合征风险，可能需要缓慢减停；缓释剂型或可降低停药综合征风险；可提升精力；可能有助于改善无力或注意力问题；过量中毒时的死亡风险高于其他一线药物	抑郁症；FDA 也批准治疗广泛性焦虑障碍，社交焦虑，惊恐障碍，神经性疼痛
去甲文拉法辛	50～100 mg/d	激越，失眠，震颤，高血压，心动过速，大汗，停药综合征	为文拉法辛的主要活性代谢产物；停药综合征风险；缓释剂型或可降低停药综合征风险；可提升精力；可能有助于改善无力或注意力问题；肾功能不全者使用时或需调整	抑郁症；超说明书治疗焦虑障碍

续 表

药 物	剂 量	副 作 用	临 床 考 虑	适 应 证
度洛西汀	20～90 mg/d，一天 1 次或 2 次	激越，失眠，震颤，高血压，心动过速，大汗	可提升精力；可能有助于改善无力或注意力问题；可考虑用于共病疼痛的患者	抑郁症；FDA 也批准治疗广泛性焦虑障碍，糖尿病性周围神经病理性疼痛，纤维肌痛，慢性肌肉骨骼疼痛
左旋米那普仑	20～120 mg/d	激越，大汗，高血压，心动过速，心悸，排尿困难	为米那普仑的左旋异构体产物；可提升精力；可能有助于改善无力或注意力问题；胃肠道反应、体重增加、镇静、性功能异常副作用可能少于 SSRIs 及 SNRIs	抑郁症
安非他酮	50～450 mg/d	心动过速，激越，失眠，癫痫发作	可考虑与 SSRIs 或 SNRIs 联用；缓释剂型给药频率更低，治疗依从性可能优于速释剂型；可能有助于改善无力或注意力问题；获批剂量范围下癫痫发作的风险升高 0.4%；禁用于癫痫障碍、神经性贪食或厌食、酒精或苯二氮䓬戒断；不造成性功能障碍	抑郁症；FDA 也批准辅助戒烟；缓释剂型获批预防季节性抑郁，可能有助于改善注意缺陷多动障碍、注意力问题及无力症状

续　表

药　物	剂　量	副作用	临床考虑	适应证
米氮平	15～45 mg/d	镇静，食欲上升，体重增加	可考虑与 SSRIs 或 SNRIs 联用；可考虑用于抑郁共病焦虑患者；低剂量下镇静效应可能更强；若存在失眠或食欲下降，可考虑睡前给药；当体重增加构成问题时，应避免使用；性功能障碍风险低于 SSRIs 或 SNRIs，对于 SSRIs 所致性功能障碍患者可能有帮助	抑郁症；超说明书治疗焦虑障碍
维拉唑酮	10～40 mg/d	胃肠道反应，失眠	性功能障碍风险低于 SSRIs 或 SNRIs；应与餐同服	抑郁症
伏硫西汀	10～20 mg/d	胃肠道反应，性功能异常，口干	对于抑郁症所致认知功能受损患者有效	抑郁症，改善认知损害
阿戈美拉汀	25～50 mg/d	头痛，胃肠道反应，疲乏，背痛，焦虑，异常梦境，体重增加	或有助于纠正睡眠周期（褪黑素激动剂）；转氨酶升高风险较高（1%～3%）；基线及调整剂量（3、6、12、24 周）时应评估肝功能，此后如有需要也应评估肝功能	抑郁症；目前在美国未上市

心肌桥合并心理障碍诊治

心肌桥，一种先天性的冠状动脉发育异常疾病，是冠状动脉的某一段或其分支的某一段走行于心肌纤维中，在心肌桥内行进一段距离后，又浅出到心肌表面来，这种覆盖在心肌表面冠状动脉上的心肌纤维束称为心肌桥。通常研究认为是一种良性的先天解剖变异，绝大多数心肌桥不会对身体造成任何影响。

躯体化症状是指患者有心理障碍，但不是以焦虑抑郁的情绪症状表现出来，而是以各种躯体症状表现出来，其特征是患者具有一个或多个躯体症状，但无明确的器质性疾病的基础，或者存在既已诊断的躯体疾病，但症状的严重程度与既有的躯体疾病的症状不相符，表现为对躯体疾病的担忧，以及在求医问药上消耗过多的时间或精力（包括对躯体症状严重程度不恰当且持续的思维，对健康状态或躯体症状持续高水平的焦虑，在症状或健康担忧上消耗过多的时间和精力），患者因此而痛苦，DSM-5 将其命名为躯体症状障碍。

毋庸置疑，人类疾病已经从传染性疾病跨过了躯体疾病，正在进入精神心理障碍时代。研究表明，综合医院非精神心理专科高达 1/3 的患者单独或合并有心理障碍。本篇搜集的案例，主要以反复胸闷、胸痛及心悸就诊，做过许多检查，包括冠状动脉造影，显示轻微冠脉狭窄及心肌桥，却被轻率地诊断为“冠心病、不稳定心绞痛，心肌桥”，但使用冠心病药物治疗却未见效。这也间接证明患者心血管病变不严重，尽管有心肌桥，但患者血流全部正常，也不会引起患者缺血症状。然而，在现有生物医学观念的框架下，医患双方往往仅从各种检查指标角度解读患者症状，坚持将某些情况归结为“冠心病”，但即便在采用冠心病药物治疗一年乃至数年后未见明显效果，仍持续此治疗方案。这种做法使患者在病痛和经济上造成双重负担，也造成了极大医疗资源浪费。

如何处理这类患者？根据《在心血管科就诊患者的心理处方中国专家共识》2014 版及 2020 版的建议，需要我们使用新的医学观念和诊治模式，对临床上无法解释的心血管病症患者，需要询问患者三个问题——睡眠质量如何？是否紧张？有无其他多系统症状？如果有两个以上的问题，即可以进一步使用四个心理量表（SSS 量表，PHQ-15 量表，PHQ-9 量表，GAD-7 量表）进行筛查评估（表 3～表 6）。

表3　四个心理量表之SSS量表

躯体化症状自评量表(SSS)

姓名______性别___年龄___电话______评定日期______第___就诊
教育程度_______职业_______病程_______诊断______药物_______

说明：您发病过程中可能存在下列各种症状，如果医生能确切了解您的这些症状，就能给您更多的帮助，对治疗有积极影响。请阅读并回答以下每一项栏目，**根据半年内发病情况，选择栏目中相关症状程度最严重的分值。**

* 没有：不存在
* 轻度：偶有几天存在或尚能忍受
* 中度：一半天数存在或希望缓解
* 重度：几乎每天存在或难以忍受

发病时存在的症状(在相应的症状上画○，可多选)	没有	轻度	中度	重度
头晕、头痛、头胀、头重，晕厥、眩晕，脑鸣	1	2	3	4
睡眠问题(入睡困难、多梦、噩梦、易惊醒、早醒、失眠或睡眠过多)	1	2	3	4
易疲劳乏力，行动困难，精力减退	1	2	3	4
兴趣减退，怕烦，情绪不佳，缺乏耐心	1	2	3	4
心血管症状(心慌、胸闷、胸痛、气短)	1	2	3	4
易着急紧张，或担忧害怕，甚至惊恐、濒死感或失控感	1	2	3	4
习惯操心，易纠结，多思多虑，且易产生消极想法	1	2	3	4
注意力减退，思考能力下降，健忘甚至恍惚	1	2	3	4
胃肠症状(胀、痛，反酸、嗳气，食欲差，便秘、便多，口干苦、恶心，消瘦)	1	2	3	4
疼痛(颈部、肩部、腰部、背部、腿部等)	1	2	3	4
敏感，易悲伤或伤心哭泣	1	2	3	4
手脚关节或身体某部位(麻木、僵硬、抽搐、颤抖、刺痛、怕冷)	1	2	3	4
视物模糊，眼睛干涩或胀痛，短期内视力下降	1	2	3	4
激动烦躁，易怒，对声音过敏，易受惊吓	1	2	3	4
追求完美，反复思考或重复做意义不大的事情	1	2	3	4
皮肤过敏、瘙痒、皮疹，或潮红、潮热、多汗	1	2	3	4
常关注健康问题，担心自己及家人生病	1	2	3	4
呼吸困难，憋闷或窒息感，喜大叹气，咳嗽，或胁肋痛	1	2	3	4
咽部不适、梗阻感，鼻腔干涩、鼻塞，耳鸣、耳塞	1	2	3	4
易尿频、尿急、尿痛，或会阴部不适	1	2	3	4

总分：_______

以上任何症状，对工作、生活以及与人相处中是否产生困难？程度如何？
完全不困难(　)　有些困难(　)　非常困难(　)　极其困难(　)

表 4　四个心理量表之 PHQ-15 量表

症　　状	无	有些困扰	很大困扰
胃痛	0	1	2
背痛	0	1	2
四肢,关节疼痛	0	1	2
痛经或月经期间其他问题(女性回答)	0	1	2
头痛	0	1	2
胸痛	0	1	2
头晕	0	1	2
晕厥	0	1	2
感到心脏怦怦跳动或跳得很快	0	1	2
气促	0	1	2
性生活中有疼痛或其他的问题	0	1	2
便秘,腹泻	0	1	2
恶心,排气,消化不良	0	1	2
疲劳,乏力	0	1	2
睡眠问题	0	1	2

总分：________

表 5　四个心理量表之 PHQ-9 量表

症　　状	从没有	有几天	一半天数	几乎每天
对事情没有兴趣	0	1	2	3
感到情绪低下,抑郁,没有希望	0	1	2	3
无法入睡或睡眠时间过长	0	1	2	3
感到疲倦或没有精力	0	1	2	3
没有胃口或狂吃	0	1	2	3
感到内疚或感到自己是失败者或造成家人不成功	0	1	2	3

续 表

症　　状	从没有	有几天	一半天数	几乎每天
做事时无法精力集中，如读报或看电视	0	1	2	3
走动或说话相当慢或超出寻常的兴奋和走动	0	1	2	3
想到最好死了算了或自我伤害	0	1	2	3

总分：________

表 6　四个心理量表之 GAD-7 量表

症　　状	从没有	有几天	一半天数	几乎每天
感到不安、担心、烦躁或者易怒	0	1	2	3
不能停止或无法控制担心	0	1	2	3
对各种各样的事情担忧过多	0	1	2	3
很紧张，无法放松	0	1	2	3
非常焦躁，以至无法静坐	0	1	2	3
变得很易怒或躁动	0	1	2	3
担忧会有不祥的事情发生	0	1	2	3

总分：________

案例1 是心肌桥,还是冠脉狭窄?一个不寻常的胸闷

▶ 病史摘要:

患者男,40岁。因"发作性胸闷、心悸1年余"反复就诊。胸闷、心悸与活动无关,发作时伴有出汗,平素怕热易出汗。曾在当地三甲医院住院,查心电图显示窦性心律、完全性右束支传导阻滞;查血脂显示胆固醇正常,三酰甘油1.78 mmol/L;查肺部CT显示右肺中叶纤维灶;查甲状腺功能显示正常。发病1个月时行冠脉CTA,显示冠脉粥样硬化,RCA近段见少许软斑块,狭窄最严重处为54%。患者口服阿司匹林、美托洛尔和阿托伐他汀钙,治疗效果不佳,仍然发作胸闷及心悸,遂行冠状动脉造影,显示LM未见明显狭窄及钙化影,LAD近段30%狭窄,中远段心肌桥收缩期狭窄40%,RCA未见明显狭窄及钙化影。患者同时伴有腰背部疼痛,腰椎MR显示L4～5椎间盘膨出,腰椎退行性病变。患者自发病以来,腹胀纳差,消瘦,总是担心家人及自己生病,睡眠差,长期失眠及易惊醒。

查体:血压126/68 mmHg,心率72次/分,神清,精神尚可,心肺听诊无异常。

患者既往史无特殊,否认高血压及糖尿病病史,父母体健,无特殊遗传史。

▶ 诊断思路:

患者临床不适的症状与冠脉造影结果并不匹配,存在心

肌桥，不提示冠心病。由于患者同时合并腹胀、纳差、失眠、乏力、腰背疼痛、缺乏耐心、脾气改变等多系统不适。因此，完善心理量表评估，结果显示 SSS 量表 71 分（表 7），PHQ-9 量表 21 分，GAD-7 量表 17 分。上述心理量表提示患者中至重度焦虑抑郁伴重度躯体化症状。

▶ **治疗与随访：**

患者心理障碍病情较重，躯体化症状较多，按照 SSS 量表评估指导用药，给予文拉法辛 150 mg qd＋利培酮 1 mg qn＋舒必利 50 mg bid＋美托洛尔 23.75 mg qd 口服治疗，并结合心理疏导治疗（表 8）。（qd：每天 1 次。qn：每晚 1 次。bid：每天 2 次）

▶ **讨论：**

本案例患者临床症状与心肌桥关系不大，且合并多系统的不适症状，尤其除了心脏症状还有严重睡眠障碍和消化道症状。心理量表评分提示中至重度焦虑抑郁伴重度躯体化症状。因此有理由考虑该患者是心理障碍导致的胸闷心悸，且患者经过 4 个月的药物抗焦虑抑郁治疗以及心理疏导治疗，症状明显改善，心理量表评分明显下降，SSS 量表评分从 71 分下降至 37 分，部分药物已经开始减量，在第 5 个月时 SSS 量表评分下降至 25 分，焦虑和抑郁量表也降至正常。这位患者经过双心疾病诊治流程进行规范化诊治，症状得到了充分的改善。此案例也证明，对于此类伴有焦虑抑郁及躯体化症状患者，又排除了心脏器质性疾病，需要把心理量表，尤其是 SSS 量表作为心血管内科基本检查项目，有助于降低临床上心理障碍病例漏诊和误治概率。

表7　案例1 SSS量表评分

躯体化症状自评量表(SSS)

姓名______性别____年龄____电话______评定日期______第____就诊
教育程度______职业______病程______诊断______药物______

说明：您发病过程中可能存在下列各种症状，如果医生能确切了解您的这些症状，就能给您更多的帮助，对治疗有积极影响。请阅读并回答以下每一项栏目，**根据半年内发病情况，选择栏目中相关症状程度最严重的分值。**

* 没有：不存在
* 轻度：偶有几天存在或尚能忍受
* 中度：一半天数存在或希望缓解
* 重度：几乎每天存在或难以忍受

发病时存在的症状(在相应的症状上画○，可多选)	没有	轻度	中度	重度
头晕、头痛、头胀、头重，晕厥、眩晕，脑鸣	1	2	3	④
睡眠问题(入睡困难、多梦、噩梦、易惊醒、早醒、失眠或睡眠过多)	1	2	③	4
易疲劳乏力，行动困难，精力减退	1	2	3	④
兴趣减退，怕烦，情绪不佳，缺乏耐心	1	2	3	④
心血管症状(心慌、胸闷、胸痛、气短)	1	2	3	④
易着急紧张，或担忧害怕，甚至惊恐、濒死感或失控感	1	2	3	④
习惯操心，易纠结，多思多虑，且易产生消极想法	1	2	③	4
注意力减退，思考能力下降，健忘甚至恍惚	1	2	3	④
胃肠症状(胀、痛，反酸、嗳气，食欲差，便秘、便多，口干苦、恶心，消瘦)	1	2	③	4
疼痛(颈部、肩部、腰部、背部、腿部等)	1	2	③	4
敏感，易悲伤或伤心哭泣	1	2	③	4
手脚关节或身体某部位(麻木、僵硬、抽搐、颤抖、刺痛、怕冷)	1	2	③	4
视物模糊，眼睛干涩或胀痛，短期内视力下降	1	2	③	4
激动烦躁，易怒，对声音过敏，易受惊吓	1	2	3	④
追求完美，反复思考或重复做意义不大的事情	1	2	3	④
皮肤过敏、瘙痒、皮疹，或潮红、潮热、多汗	1	2	③	4
常关注健康问题，担心自己及家人生病	1	2	3	④
呼吸困难，憋闷或窒息感，喜大叹气，咳嗽，或胁肋痛	1	2	3	④
咽部不适、梗阻感，鼻腔干涩、鼻塞，耳鸣、耳塞	1	2	3	④
易尿频、尿急、尿痛，或会阴部不适	1	2	③	4

总分：　71

以上任何症状，对工作、生活以及与人相处中是否产生困难？程度如何？
完全不困难(　)　有些困难(　)　非常困难(　)　极其困难(　)

表 8　案例 1 诊治及用药情况

时间	随访定期心理量表测量			药物调整	疗效
	SSS	GAD-7	PHQ-9		
0 个月	71 分	17 分	21 分	文拉法辛 150 mg qd＋利培酮 1 mg qn＋舒必利 50 mg bid＋美托洛尔 23.75 mg qd；心理疏导第 1 次	
3 周	50 分	7 分	12 分	文拉法辛 150 mg qd＋利培酮 0.5 mg qn＋舒必利 50 mg bid＋美托洛尔 23.75 mg qd；心理疏导第 2 次	自述症状有所改善
1.5 个月	45 分	6 分	12 分	文拉法辛 150 mg qd＋利培酮 1 mg qn＋舒必利 50 mg bid＋美托洛尔 23.75 mg qd；心理疏导第 3 次	症状进一步缓解
3 个月	30 分	0 分	5 分	文拉法辛 150 mg qd＋利培酮 0.5 mg qn＋舒必利 50 mg bid；心理疏导第 4 次	症状明显缓解
4 个月	37 分	2 分	6 分	文拉法辛 150 mg qd＋利培酮 0.5 mg qn＋舒必利 50 mg bid；心理疏导第 6 次	负性生活事件致分值上升，继续心理治疗
5 个月	25 分	1 分	2 分	文拉法辛 150 mg qd＋利培酮 0.5 mg qn	症状基本缓解

案例2 无法用心脏病解释的胸闷，拒绝接受心理障碍诊断怎么办？

▶ 病史摘要：

患者男，58岁。因“反复胸闷、胸痛、心悸一年”就诊。患者一直怀疑自己是冠心病，遂于2017年12月至我院就诊，要求行冠状动脉造影，结果显示LM未见明显异常；LAD近段弥漫性狭窄20%～30%，中段心肌桥，收缩期压缩约40%，前向血流TIMI 3级；LCX细小，未见明显狭窄，前向血流TIMI 3级；RCA开口狭窄约40%，中段局限性狭窄约50%，前向血流TIMI 3级。心电图显示正常、心脏超声显示左心室舒张功能减退，EF 65%。应用比索洛尔、他汀类降脂药、阿司匹林以及麝香保心丸等药物治疗，症状严重时要服用5粒麝香保心丸及3粒阿司匹林，但症状始终没有得到很好改善。发病一年中因症状不能缓解，害怕心肌梗死不敢轻易出门，也不敢让妻子离开自己，害怕发病时不被发现，不能及时呼叫120送医抢救，在这一过程中也曾有心内科医生提示患者有心理障碍，但患者根本不认可。患者因再次胸闷发作，且有濒死感，在急诊就诊，经急诊科医生推荐来到我院双心门诊就诊。

▶ 诊断思路：

患者心理量表，结果显示SSS量表39分，GAD-7量表3分，PHQ-9量表0分(表9)。尤其是SSS量表显示患者除了有胸闷、胸痛外，还有头痛、晚上易惊醒、怕烦、习惯操心、易紧张、口干、便秘等，患者自发病以来消瘦明显，在躯体化自评量

表 9 案例 2 SSS 量表评分

躯体化症状自评量表(SSS)

姓名______性别___年龄___电话______评定日期______第___就诊
教育程度_______职业_______病程_______诊断_______药物_______

说明：您发病过程中可能存在下列各种症状，如果医生能确切了解您的这些症状，就能给您更多的帮助，对治疗有积极影响。请阅读并回答以下每一项栏目，**根据半年内发病情况，选择栏目中相关症状程度最严重的分值。**

* 没有：不存在
* 轻度：偶有几天存在或尚能忍受
* 中度：一半天数存在或希望缓解
* 重度：几乎每天存在或难以忍受

发病时存在的症状(在相应的症状上画○，可多选)	没有	轻度	中度	重度
头晕、头痛、头胀、头重，晕厥、眩晕，脑鸣	1	②	3	4
睡眠问题(入睡困难、多梦、噩梦、易惊醒、早醒、失眠或睡眠过多)	1	②	3	4
易疲劳乏力，行动困难，精力减退	1	②	3	4
兴趣减退，怕烦，情绪不佳，缺乏耐心	1	②	3	4
心血管症状(心慌、胸闷、胸痛、气短)	1	②	3	4
易着急紧张，或担忧害怕，甚至惊恐、濒死感或失控感	1	②	3	4
习惯操心，易纠结，多思多虑，且易产生消极想法	1	②	3	4
注意力减退，思考能力下降，健忘甚至恍惚	1	②	3	4
胃肠症状(胀、痛，反酸、嗳气，食欲差，便秘、便多，口干苦、恶心，消瘦)	1	②	3	4
疼痛(颈部、肩部、腰部、背部、腿部等)	1	②	3	4
敏感，易悲伤或伤心哭泣	1	②	3	4
手脚关节或身体某部位(麻木、僵硬、抽搐、颤抖、刺痛、怕冷)	1	②	3	4
视物模糊，眼睛干涩或胀痛，短期内视力下降	1	②	3	4
激动烦躁，易怒，对声音过敏，易受惊吓	1	②	3	4
追求完美，反复思考或重复做意义不大的事情	1	②	3	4
皮肤过敏、瘙痒、皮疹，或潮红、潮热、多汗	1	②	3	4
常关注健康问题，担心自己及家人生病	1	②	3	4
呼吸困难，憋闷或窒息感，喜大叹气，咳嗽，或胁肋痛	1	②	3	4
咽部不适、梗阻感，鼻腔干涩、鼻塞，耳鸣、耳塞	1	②	3	4
易尿频、尿急、尿痛，或会阴部不适	①	2	3	4

总分：39

以上任何症状，对工作、生活以及与人相处中是否产生困难？程度如何？
完全不困难(　)　有些困难(　)　非常困难(　)　极其困难(　)

表的客观证据下，患者最终接受了心理障碍的诊断和治疗。

▶ 治疗与随访：

根据量表评估，提示患者为轻度躯体症状障碍，没有焦虑抑郁，根据双心疾病诊治流程解决方案，给予氟哌噻吨美利曲辛 1 粒 qd+舒肝解郁胶囊 2 粒 bid 口服。用此方案连续治疗 16 个月，患者所有症状基本消失，睡眠正常，SSS 量表显示 22 分（20 分以下为正常），随着症状消失，患者再也不担心自己是否得心梗，能够放心出门游玩，探亲访友。

▶ 讨论：

本案例患者因反复胸闷、胸痛及心悸就诊，做过许多检查，包括冠状动脉造影，显示轻微冠脉狭窄及心肌桥，却被诊断为冠心病、不稳定型心绞痛、心肌桥，但使用冠心病药物治疗却不见起效。患者也坚信自己是冠心病，因为冠心病症状客观存在。由于药物治疗无效，更加加剧了患者对冠心病的恐惧，认为自己是患上了严重的疾病，反过来又加重了患者原有症状。临床上对这类心理障碍患者缺乏识别和说服的有效手段，致使这些患者往往得不到及时有效的治疗，且患者的焦虑、抑郁量表也不明显，所以这些患者通常是不会选择精神心理专科就诊的。本案例通过 SSS 量表评测，清晰反映出了患者状态，提示为轻度躯体症状障碍。SSS 量表评分是个有力证据，可帮助患者认清自己的问题，也能说服患者同意抗焦虑抑郁药物治疗，患者症状得到了充分缓解。

根据《在心血管科就诊患者的心理处方中国专家共识》2014 版及 2020 版的建议，对临床上无法解释的心血管病症患者需要询问患者三个问题——睡眠质量如何？是否紧张？有无其他多系统症状？如果有两个以上的问题，即可以进一步使用心理量表进行筛查评估，尤其是 SSS 量表，很多时候，我们发现焦虑和抑郁量表正常，但是 SSS 量表评分已显著升高。这位患者就是按照这样的双心疾病诊治流程进行诊治，症状得到治愈。建议可把 SSS 量表作为心血管内科基本检查项目，有助于降低临床上心理障碍病例漏诊和误治概率。

案例3 胸闷气短，是心肌桥？原来是心理障碍在作祟

▶ 病史摘要：

患者女，55岁。反复胸闷气短、心悸20年，多次就医，时轻时重。2年前曾在当地三甲医院就诊冠脉CTA检查，结果显示冠脉左前降支浅表心肌桥，心超提示静息状态下未见明显异常。近期因给女儿看孩子，因担心照顾不好孩子，胸闷、心悸症状加重，且伴有早醒，多梦，容易忘事，怕烦，缺乏耐心，对声音过敏，遂至我科双心门诊就诊。

▶ 诊断思路：

根据患者的临床症状较多，且以多系统不适为主诉，尤其是睡眠障碍，结合心超及冠脉CTA检查结果大致正常，故治疗思路定位为心理障碍。行心理量表测评，结果显示SSS量表41分（表10），PHQ-15量表6分，PHQ-9量表3分，GAD-7量表5分，提示焦虑处于临界状态，中度躯体症状障碍。

▶ 治疗与随访：

根据量表评估给予解决方案，嘱氟哌噻吨美利曲辛片1粒（早）、曲唑酮50 mg（晚）口服。2周后患者症状未改善，SSS量表45分，提示为中度躯体症状障碍，将氟哌噻吨美利曲辛片换成帕罗西汀20 mg。又治疗2周后SSS量表评分降为24分。再治疗1个月，SSS量表评分降为20分。患者治疗3个月时，心理量表测评结果为：SSS量表23分，PHQ-9量表0分，GAD-7量表0分，遂将帕罗西汀开始减量至10 mg＋曲唑

酮 50 mg qn。

讨论：

治疗心理疾病，与治疗心脏疾病有所差别，主要在于治疗心理障碍的药物疗效的个体化差异较高，需要及时调整。本案例患者治疗 2 周时通过量表评估，发现效果不佳时，予及时调整药物，由氟哌噻吨美利曲辛片换成帕罗西汀之后，症状得到了明显改善。作为心内科临床医生，及时识别患者心理障碍问题，并给予针对性治疗，应当成为一项基本技能。而 SSS 量表的应用可有助于心内科临床医生快速、准确辨别出患者是否伴有心理障碍问题，而且 SSS 量表使用简单，推荐可作为常规应用项目。

表10　案例3 SSS量表评分

躯体化症状自评量表(SSS)

姓名______性别___年龄___电话______评定日期______第___就诊
教育程度_______职业_______病程_______诊断_______药物_______

说明：您发病过程中可能存在下列各种症状，如果医生能确切了解您的这些症状，就能给您更多的帮助，对治疗有积极影响。请阅读并回答以下每一项栏目，**根据半年内发病情况，选择栏目中相关症状程度最严重的分值。**

* 没有：不存在
* 轻度：偶有几天存在或尚能忍受
* 中度：一半天数存在或希望缓解
* 重度：几乎每天存在或难以忍受

发病时存在的症状(在相应的症状上画○，可多选)	没有	轻度	中度	重度
头晕、头痛、头胀、头重，晕厥、眩晕，脑鸣	1	2	③	4
睡眠问题(入睡困难、多梦、噩梦、易惊醒、早醒、失眠或睡眠过多)	1	2	③	4
易疲劳乏力，行动困难，精力减退	1	2	③	4
兴趣减退，怕烦，情绪不佳，缺乏耐心	1	2	③	4
心血管症状(心慌、胸闷、胸痛、气短)	1	2	③	4
易着急紧张，或担忧害怕，甚至惊恐、濒死感或失控感	1	2	③	4
习惯操心，易纠结，多思多虑，且易产生消极想法	1	②	3	4
注意力减退，思考能力下降，健忘甚至恍惚	1	2	③	4
胃肠症状(胀、痛，反酸、嗳气，食欲差，便秘、便多，口干苦、恶心，消瘦)	1	②	3	4
疼痛(颈部、肩部、腰部、背部、腿部等)	1	②	3	4
敏感，易悲伤或伤心哭泣	1	②	3	4
手脚关节或身体某部位(麻木、僵硬、抽搐、颤抖、刺痛、怕冷)	1	②	3	4
视物模糊，眼睛干涩或胀痛，短期内视力下降	1	②	3	4
激动烦躁，易怒，对声音过敏，易受惊吓	1	②	3	4
追求完美，反复思考或重复做意义不大的事情	①	2	3	4
皮肤过敏、瘙痒、皮疹，或潮红、潮热、多汗	①	2	3	4
常关注健康问题，担心自己及家人生病	①	2	3	4
呼吸困难，憋闷或窒息感，喜大叹气，咳嗽，或胁肋痛	①	2	3	4
咽部不适，梗阻感，鼻腔干涩、鼻塞，耳鸣、耳塞	①	2	3	4
易尿频、尿急、尿痛，或会阴部不适	①	2	3	4

总分：41

以上任何症状，对工作、生活以及与人相处中是否产生困难？程度如何？
完全不困难(　)　有些困难(　)　非常困难(　)　极其困难(　)

高血压合并心理障碍诊治

难治性高血压又称顽固性高血压,《中国高血压防治指南》指出,高血压患者应用改善生活方式和至少三种包括利尿剂在内的降压药物治疗 3 个月,仍不能将患者的血压控制在目标水平以下的血压(正常 140/90 mmHg 以下,糖尿病患者伴有蛋白尿者 130/85 mmHg 以下)称之为"难治性高血压"。目前,在诊断治疗难治性高血压的过程中仍然以器质性疾病为主,如强调寻找继发性原因及加强降压药物的应用,然而在原发性高血压人群中,对连续反复就诊的患者进行的临床调查发现,抑郁发生率为 4.9%,焦虑发生率为 47.2%,而在所谓的"难治性高血压"以及"白大衣高血压"患者中,有 50%~80%患者存在着焦虑、抑郁持续状态。

2020 年,高血压联盟已将高血压合并心理障碍列为特殊类型的高血压,其识别要点:① 焦虑、易激惹;② 失眠、多梦、易惊醒;③ 负性情绪、乏力;④ 胃肠道不适、厌食;⑤ 头晕、头痛,颈部、背部、腰部、腹部疼痛;⑥ 记忆力下降。

2021 年《成年人精神压力相关高血压诊疗专家共识》阐述了压力性高血压的发病机制:① 下丘脑-垂体-肾上腺轴(HPA 轴)及交感神经系统调节异常;② 精神压力下慢性炎

症介质的释放，激活自主神经功能的活性，进一步导致血压升高；③ 5-HT 系统激活；④ 其他相关的如氧化应激、一氧化氮调节异常等。

难治性高血压的焦虑、抑郁问题目前仍然没有引起普遍的关注和重视，鉴别治疗难治性高血压伴有焦虑、抑郁的心理障碍是否影响其临床预后，值得我们关注和研究。本篇将通过 3 例难治性高血压伴心理障碍诊治经过的个案研究分析，探讨难治性高血压伴心理障碍识别与治疗问题，为综合医院心内科诊治这类患者提供一些具体处理方法。

案例 4 3 年找不到病因的阵发性高血压与心理障碍

▶ 病史摘要：

患者男，61 岁。既往体健，无家族史及遗传史。阵发性高血压 3 年，发作时最高血压达 210/110 mmHg，且发作时伴有血糖增高，最高达 26 mmol/L，伴有头痛、头晕、恶心、心悸、胸闷、大汗，甚至有濒死感，双手颤抖。发作频率为平均 2 次/月，近半年来每周 1 次，每次去急诊科输液方能好转。24 小时动态血压显示基础血压正常。患者反复就诊于上海各大三甲医院心内科、高血压科、神经内科、肾内科及骨科，与高血压相关的科室几乎均已就诊，但仍然未查出明确病因。服用的药物不计其数，但血压仍不能控制。并于上海知名三甲医院内分泌科住院期间，先后明确排除嗜铬细胞瘤、库欣综合征、原发性醛固酮增多症、肾动脉狭窄、颈椎病等继发性高血压。患者出现无助感和失望感。长期处于失眠、焦虑、担心状态，平素有腹胀，食欲差，头晕、乏力，大小便无异常。

▶ 诊断思路：

患者为阵发性高血压，已经反复就诊，均无明确继发性高血压证据，但长期失眠、担心，存在失望及无助感，按照 2020 版《在心血管科就诊患者的心理处方中国专家共识》提供的方案，行心理量表测评，结果显示 SSS 量表 49 分（表 11），PHQ-9 量表 10 分，GAD-7 量表 1 分。提示患者为中度抑郁伴中度躯体化症状，惊恐发作所致高血压、高血糖。

表11　案例4 SSS量表评分

躯体化症状自评量表(SSS)

姓名______性别___年龄___电话______评定日期______第___就诊
教育程度______职业______病程______诊断______药物______

说明：您发病过程中可能存在下列各种症状，如果医生能确切了解您的这些症状，就能给您更多的帮助，对治疗有积极影响。请阅读并回答以下每一项栏目，**根据半年内发病情况，选择栏目中相关症状程度最严重的分值。**

* 没有：不存在
* 轻度：偶有几天存在或尚能忍受
* 中度：一半天数存在或希望缓解
* 重度：几乎每天存在或难以忍受

发病时存在的症状(在相应的症状上画○，可多选)	没有	轻度	中度	重度
头晕、头痛、头胀、头重，晕厥，眩晕，脑鸣	①	2	3	4
睡眠问题(入睡困难、多梦、噩梦、易惊醒、早醒、失眠或睡眠过多)	1	2	③	4
易疲劳乏力，行动困难，精力减退	1	2	③	4
兴趣减退，怕烦，情绪不佳，缺乏耐心	1	2	③	4
心血管症状(心慌、胸闷、胸痛、气短)	1	2	③	4
易着急紧张，或担忧害怕，甚至惊恐、濒死感或失控感	1	2	③	4
习惯操心，易纠结，多思多虑，且易产生消极想法	1	2	③	4
注意力减退，思考能力下降，健忘甚至恍惚	1	2	③	4
胃肠症状(胀、痛，反酸、嗳气，食欲差，便秘、便多，口干苦、恶心，消瘦)	1	2	③	4
疼痛(颈部、肩部、腰部、背部、腿部等)	1	2	③	4
敏感，易悲伤或伤心哭泣	①	2	3	4
手脚关节或身体某部位(麻木、僵硬、抽搐、颤抖、刺痛、怕冷)	1	2	③	4
视物模糊，眼睛干涩或胀痛，短期内视力下降	1	2	③	4
激动烦躁，易怒，对声音过敏，易受惊吓	1	②	3	4
追求完美，反复思考或重复做意义不大的事情	①	2	3	4
皮肤过敏、瘙痒、皮疹，或潮红、潮热、多汗	1	2	③	4
常关注健康问题，担心自己及家人生病	1	②	3	4
呼吸困难，憋闷或窒息感，喜大叹气，咳嗽，或胁肋痛	1	②	3	4
咽部不适、梗阻感，鼻腔干涩、鼻塞，耳鸣、耳塞	1	②	3	4
易尿频、尿急、尿痛，或会阴部不适	1	②	3	4

总分：　49

以上任何症状，对工作、生活以及与人相处中是否产生困难？程度如何？
完全不困难(　)　有些困难(　)　非常困难(　)　极其困难(　)

▶ 治疗与随访：

给予曲唑酮 50 mg qn+帕罗西汀 20 mg qd。服用之后未再有高血压急性发作，也再未去过急诊，睡眠亦得到改善，腹胀、纳差、头晕、乏力逐渐好转，服用 3 个月后症状消失，心情逐渐开朗，在家多次自测血糖均正常。随访半年时，复查评估 SSS 量表 23 分，PHQ-9 量表及 GAD-7 量表均为 0 分，此后曲唑酮和帕罗西汀逐渐减量。随访 17 个月时，只服用帕罗西汀 10 mg qd，无高血压发作，不适的症状消失，SSS 量表 21 分，PHQ-9 量表及 GAD-7 量表均为 0 分，同时在家多次自测血压及血糖，均正常范围内。

▶ 讨论：

高血压是临床上公认的一种终身性疾病，目前高血压患病率呈大幅上升趋势，而其中 15%左右为难治性高血压，部分这类高血压患者会伴有心理障碍，在紧张焦虑的情况下，体内神经递质如儿茶酚胺、去甲肾上腺素会升高，引起心跳、呼吸加快、血压上升，使之成为难治性高血压。相关研究深入探讨了血管紧张素系统对大脑产生的多种效应，指出其不仅参与血压调节，还通过影响交感神经系统及肾素-血管紧张素-醛固酮系统(RASS)的调节，发挥着至关重要的生理作用。进一步的研究揭示，高血压与焦虑抑郁状态之间存在着复杂的相互作用，两者可能互为因果，且共享某些致病机制。这一发现不仅为我们理解高血压与心理疾病之间的联系提供了新的视角，也为制定更加精准有效的治疗方案提供了科学依据。因此，对难治性高血压患者进行心理障碍的筛查并给予相应处理有积极的临床价值。

高血压患者伴有焦虑、抑郁等心理障碍疾病，临床上屡见不鲜，但临床知晓率、治疗率、控制率仍不容乐观。本案例为心理障碍、惊恐发作所致血压升高，而 90% 的惊恐障碍通常就诊于内科，但漏诊、误治现象屡见不鲜。因此，对如何识别和治疗伴有焦虑抑郁的高血压的研究已变得十分迫切。我国学者研究显示高血压门诊中存在抑郁症的患者达到 4.9%，应当予以高度重视。《在心血管科就诊患者的心理处方中国专家共识》2014 版及 2020 版为我们处理此类患者提供了很好的诊治路径，以及上述案例中那位久治不愈且伴有心理障碍的高血压患者的诊治过程，无疑为同行们提供了一个值得参考与借鉴的范例。

案例5 高血压控制不佳怎么办?

病史摘要:

患者男,27岁,从事IT工作。反复血压高1年,同时伴有胸闷心悸、头胀、乏力、入睡困难、腹胀等多种症状。患者胸闷,先后检查心超、运动平板等检查均正常。患者因头胀,多次于神经内科就诊,行头颅MRI+颈椎MRI检查均显示正常,患者自认为"这些不适症状是高血压所致",故服用了1年高血压药(贝尼地平+坎地沙坦联合治疗)。就诊时显示血压依然高,但在家自测血压正常,提示为"白大衣高血压",虽服用药物治疗但症状依然未得到改善,并且失眠越来越严重,患者为此前来就诊。

诊断思路:

患者为年轻男性,工作压力大,存在多系统症状,多项检查提示无器质性疾病证据。行心理量表测评,结果显示SSS量表39分(表12),PHQ-9量表及GAD-7量表均为5分,提示焦虑抑郁处于临界状态,轻度躯体症状障碍。

治疗与随访:

根据治疗流程及药物选择方案,给予氟哌噻吨美利曲辛片1粒qd,又由于患者有失眠及血压升高,故再加曲唑酮50 mg qn(表13)。用该方案治疗1年,完全停用高血压药物后,居家自测血压依然正常,所有症状消失。为此,建议对"白大衣高血压"患者进行心理量表筛查,如有心理障碍及时对症治疗。

表12　案例5 SSS量表评分

躯体化症状自评量表(SSS)

姓名______性别___年龄___电话______评定日期______第___就诊
教育程度_______职业_______病程_______诊断_______药物_______

说明：您发病过程中可能存在下列各种症状，如果医生能确切了解您的这些症状，就能给您更多的帮助，对治疗有积极影响。请阅读并回答以下每一项栏目，**根据半年内发病情况，选择栏目中相关症状程度最严重的分值。**

* 没有：不存在
* 轻度：偶有几天存在或尚能忍受
* 中度：一半天数存在或希望缓解
* 重度：几乎每天存在或难以忍受

发病时存在的症状(在相应的症状上画○，可多选)	没有	轻度	中度	重度
头晕、头痛、头胀、头重，晕厥、眩晕，脑鸣	1	2	③	4
睡眠问题(入睡困难、多梦、噩梦、易惊醒、早醒、失眠或睡眠过多)	1	2	3	④
易疲劳乏力，行动困难，精力减退	1	2	③	4
兴趣减退，怕烦，情绪不佳，缺乏耐心	①	2	3	4
心血管症状(心慌、胸闷、胸痛、气短)	1	2	③	4
易着急紧张，或担忧害怕，甚至惊恐、濒死感或失控感	①	2	3	4
习惯操心，易纠结，多思多虑，且易产生消极想法	①	2	3	4
注意力减退，思考能力下降，健忘甚至恍惚	1	2	③	4
胃肠症状(胀、痛，反酸、嗳气，食欲差，便秘、便多，口干苦、恶心，消瘦)	1	2	③	4
疼痛(颈部、肩部、腰部、背部、腿部等)	1	2	③	4
敏感，易悲伤或伤心哭泣	①	2	3	4
手脚关节或身体某部位(麻木、僵硬、抽搐、颤抖、刺痛、怕冷)	①	2	3	4
视物模糊，眼睛干涩或胀痛，短期内视力下降	①	2	3	4
激动烦躁，易怒，对声音过敏，易受惊吓	1	②	3	4
追求完美，反复思考或重复做意义不大的事情	1	2	③	4
皮肤过敏、瘙痒、皮疹，或潮红、潮热、多汗	①	2	3	4
常关注健康问题，担心自己及家人生病	①	2	3	4
呼吸困难，憋闷或窒息感，喜大叹气，咳嗽，或胁肋痛	1	②	3	4
咽部不适、梗阻感，鼻腔干涩、鼻塞，耳鸣、耳塞	①	2	3	4
易尿频、尿急、尿痛，或会阴部不适	①	2	3	4

总分：39

以上任何症状，对工作、生活以及与人相处中是否产生困难？程度如何？
完全不困难(　)　有些困难(　)　非常困难(　)　极其困难(　)

表 13　案例 5 诊治及用药情况

时间	随访＋定期心理量表测量			治疗药物	疗效
	SSS	GAD-7	PHQ-9		
0 个月	38 分	5 分	5 分	氟哌噻吨美利曲辛片 1 粒 qd＋曲唑酮 50 mg qn＋贝尼地平＋坎地沙坦	
2 周	34 分	6 分	3 分	氟哌噻吨美利曲辛片 1 粒 qd＋曲唑酮 50 mg qn	自述症状改善明显，已停服降压药
2 个月	31 分	6 分	3 分	氟哌噻吨美利曲辛片 1 粒 qd＋曲唑酮 50 mg qn	症状进一步减少，血压正常
4 个月	25 分	4 分	1 分	氟哌噻吨美利曲辛片 1 粒 qd＋曲唑酮 50 mg qn	症状基本消失
5 个月	23 分	3 分	1 分	氟哌噻吨美利曲辛片 1 粒 qd＋曲唑酮 50 mg qn	症状基本消失，血压正常
11 个月	23 分	1 分	1 分	曲唑酮 50 mg qn；心理疏导 2 次	症状基本消失，血压正常
13 个月	20 分	0 分	0 分	曲唑酮 25 mg qn	症状消失，血压正常

▶ 讨论：

综合医院非精神心理专科就诊的心理障碍患者往往心理情绪并不明显，而是以各种各样躯体症状作为表现方式，因此应用 SSS 量表是个不错的选择。而且从患者的角度，应用 SSS 量表测评躯体症状，比焦虑、抑郁量表接受度更高。该患者为典型精神压力性高血压，该案例在服用抗焦虑抑郁药物治疗 2 周后自行停用高血压药物，血压并未反弹，充分表明患者的高血压不是原发性高血压。曲唑酮不仅能治疗焦虑抑郁,还能助睡眠,扩张血管,有利于降血压。曲唑酮一般睡前服用。本案例中的患者在经过 6 个月的治疗后,成功停用了氟哌噻吨美利曲辛片,整体状况呈现出良好的态势。然而,到了第 10 个月时,患者仍然面临睡眠问题的困扰。针对这一情况,我们为患者推荐了两次心理咨询,并结合实际情况对其用药方案进行了调整。在继续治疗 1 个月后,患者的症状完全消失,恢复了正常的生活节奏。

这一案例提示我们,综合医院的心内科医师在处理类似病例时,应高度警惕压力性高血压的可能性。治疗的侧重点不应仅仅局限于高血压药物的应用,而应更加注重心理障碍的治疗,这便是所谓的“双心治疗”。通过准确判断、合理治疗,我们可以达到事半功倍的治疗效果。

案例 6　上蹿下跳、难以控制的高血压怎么办?

病史摘要:

患者女,74 岁。退休前为医院检验师。

反复头胀,明确诊断高血压 20 余年,血压最高达 190/90 mmHg,初期服用硝苯地平片 1 片 tid,血压控制不稳定。之后反复在各类血管紧张素Ⅱ受体阻滞剂(ARB)、血管紧张素转化酶抑制剂(ACEI)药物中换药治疗,但血压仍然没有控制在正常水平,且血压波动大,不稳定。血压升高时常伴有心悸、心率增快、头晕。发现高血压后,又合并"甲状腺功能亢进症",口服抗甲亢药物(甲巯氧嘧啶)3 年后停药,此后甲状腺功能长期保持正常。其他检查如颈动脉彩超、心超、Holter 等,均无明显异常。

患者因血压控制不佳,于 2015 年 11 月 3 日前来就诊,当时家庭血压测量记录是早 124/68 mmHg,晚 176/92 mmHg。进一步询问病史,患者有担心、恐惧生病的想法,有强迫思维、强迫行为,主要表现为物品要摆放在固定位置,否则觉得"难受",平时十分"爱干净",长期失眠、早醒。患者自述,1 年前其弟媳妇被诊断为癌症,父亲发生中风导致偏瘫直至最后死亡,丈夫冠脉造影(CTA)提示冠心病,患者对此很担心。

诊断思路:

患者血压控制不佳,且上下波动大,同时还有追求完美、过度担心、强迫行为等一系列的不良性格表现,因此需要进行心理评估，判断有无心理障碍可能。结果显示 SSS 量表 51 分（表 14），GAD-7 量表 10 分，PHQ-9 量表 12 分，提示患者为高血压并伴有中度焦虑抑郁以及中度躯体化症状。

▶ **治疗与随访：**

治疗方案及治疗随访过程，详见表 15。

随访第 3 年，停用盐酸帕罗西汀，SSS 量表、GAD-7 量表、PHQ-9 量表评分均未出现上升，表明心理状态保持稳定，同时高血压得到充分控制。仅在寒冷季节里，血压略有升高，通过细微调整降压药物，血压波动被有效控制在较小范围内，无明显大波动。同时，患者就诊 3 余年来，自觉不像以前那么“洁癖”了，较以前“随便”。就诊前发现患者血压升高，并出现紧张、害怕、心悸、胸闷、手抖等症状。但经过治疗后，现在能够自我调整至放松状态，复测血压，数值较前有所下降，没有心悸等躯体化症状出现。

▶ **讨论：**

本例患者主要以高血压为主诉，高血压病程 20 余年，服用 3 种降压药物，但血压仍不能完全控制在正常范围内，甚至有时高达 179/92 mmHg。本患者经临床检测未发现继发性高血压病理依据，但心理量表测评显示 SSS 量表 51 分、PHQ-9 量表 10 分、GAD-7 量表 12 分，提示为中度焦虑抑郁伴中度躯体化症状，故予以抗焦虑抑郁＋降血压治疗，血压逐步且稳定地控制在正常范围内。临床及流行病学研究证实，对高血压并发抑郁焦虑患者给予降压药物的基础上，联合抗抑郁焦虑药物综合治疗，有利于血压的控制，并能减轻焦虑抑郁情绪，进而增强降压效果。本案例经过 3 年的高血压及心理障碍的联合治疗，难治性高血压得到有效控制，因此，也验证

表 14　案例 6 SSS 量表评分

躯体化症状自评量表(SSS)

姓名______性别___年龄___电话______评定日期______第___就诊
教育程度_______职业_______病程_______诊断_______药物_______

说明：您发病过程中可能存在下列各种症状，如果医生能确切了解您的这些症状，就能给您更多的帮助，对治疗有积极影响。请阅读并回答以下每一项栏目，**根据半年内发病情况，选择栏目中相关症状程度最严重的分值。**

* 没有：不存在
* 轻度：偶有几天存在或尚能忍受
* 中度：一半天数存在或希望缓解
* 重度：几乎每天存在或难以忍受

发病时存在的症状(在相应的症状上画○，可多选)	没有	轻度	中度	重度
头晕、头痛、头胀、头重，晕厥、眩晕，脑鸣	1	2	③	4
睡眠问题(入睡困难、多梦、噩梦、易惊醒、早醒、失眠或睡眠过多)	1	2	3	④
易疲劳乏力，行动困难，精力减退	1	2	③	4
兴趣减退，怕烦，情绪不佳，缺乏耐心	1	2	③	4
心血管症状(心慌、胸闷、胸痛、气短)	1	2	③	4
易着急紧张，或担忧害怕，甚至惊恐、濒死感或失控感	1	2	③	4
习惯操心，易纠结，多思多虑，且易产生消极想法	1	2	③	4
注意力减退，思考能力下降，健忘甚至恍惚	1	2	③	4
胃肠症状(胀、痛，反酸、嗳气，食欲差，便秘、便多，口干苦、恶心，消瘦)	1	②	3	4
疼痛(颈部、肩部、腰部、背部、腿部等)	1	②	3	4
敏感，易悲伤或伤心哭泣	1	2	③	4
手脚关节或身体某部位(麻木、僵硬、抽搐、颤抖、刺痛、怕冷)	1	2	③	4
视物模糊，眼睛干涩或胀痛，短期内视力下降	①	2	3	4
激动烦躁，易怒，对声音过敏，易受惊吓	1	2	③	4
追求完美，反复思考或重复做意义不大的事情	1	2	③	4
皮肤过敏、瘙痒、皮疹，或潮红、潮热、多汗	①	2	3	4
常关注健康问题，担心自己及家人生病	1	2	3	④
呼吸困难，憋闷或窒息感，喜大叹气，咳嗽，或胁肋痛	1	②	3	4
咽部不适、梗阻感，鼻腔干涩、鼻塞，耳鸣、耳塞	①	2	3	4
易尿频、尿急、尿痛，或会阴部不适	①	2	3	4

总分：51

以上任何症状，对工作、生活以及与人相处中是否产生困难？程度如何？
完全不困难(　)　有些困难(　)　非常困难(　)　极其困难(　)

表 15　案例 6 诊治及用药情况

时间	随访+定期心理量表检测			家庭自测血压(mmHg)		疗　效
	SSS	GAD-7	PHQ-9	早	晚	
0 个月	51 分	10 分	12 分	124/68	176/92	厄贝沙坦+氨氯地平+美托洛尔缓释片各 1 粒 qd;盐酸帕罗西汀+曲唑酮各 1 粒 qn
3 个月	37 分	5 分	6 分	140～150/70～75	120～130/70～75	厄贝沙坦+氨氯地平+美托洛尔缓释片各 1 粒 qd;盐酸帕罗西汀+曲唑酮各 1 粒 qn
9 个月	25 分	1 分	1 分	120～130/70～75	105～115/70～75	厄贝沙坦+氨氯地平+美托洛尔缓释片各半粒 qd;盐酸帕罗西汀+曲唑酮各 1 粒 qn
12 个月	24 分	1 分	0 分	120～130/70～75	105～115/70～75	氨氯地平+美托洛尔缓释片各半粒 qd;盐酸帕罗西汀+曲唑酮各 1 粒 qn
36 个月	24 分	1 分	0 分	120～130/70～75	105～115/70～75	氨氯地平+美托洛尔缓释片各半粒 qd;曲唑酮 1 粒 qn

了情绪因素在血压调节机制中的重要意义。

《中国高血压防治指南(2018年修订版)》的治疗原则中也指出"减轻精神压力,保持心理平衡(Ia,C)",但《指南》并没有对高血压患者的心理障碍提出明确的识别和诊断标准以及具体的干预方案,所以也导致高血压伴心理障碍的诊治依然存在巨大的困难。《在心血管科就诊患者的心理处方中国专家共识》2014版及2020版建议对心血管内科中疑似合并有心理障碍的患者用"三问法"及SSS量表、PHQ-9量表、GAD-7量表筛查,使诊治过程做到了既提示了"病",又兼顾了"人"的医疗模式。综合医院非精神心理专科就诊的心理障碍患者往往心理情绪并不明显,而是以各种各样躯体化症状作为表现方式,本案例患者PHQ-9量表和GAD-7量表评分提示为中度抑郁焦虑,SSS量表评分提示为中度躯体化症状,患者的躯体化症状比其心理情绪更严重。

因此,在难治性高血压临床诊治实践中,临床医师不可忽视心理情绪因素对高血压病情的影响,尤其是当难治性高血压患者同时合并多种躯体症状时,建议应用SSS量表识别高血压患者是否合并有情绪障碍。针对此类情况,应积极实施包括非药物及药物治疗在内的综合性干预措施,这将有助于使患者的高血压状况变得更为可控,从而显著提升高血压的防治效果。需要注意的是,本例仅代表难治性高血压临床诊治中的一个具体个案特点,至于这些特点是否具有普遍性,尚需未来临床实践中积累更多的研究数据来进一步深入分析和探讨。

心律失常合并心理障碍诊治

心律失常是临床上常见的心血管疾病之一，其病因可能为病理、生理、心理变化交互作用结果。心悸是在心脏正常或不正常情况下均可产生的一种心跳不适的体验，它并不一定与心律失常有关，但临床上对心悸与心律失常之间的关系往往存在认识上的误区，心悸不仅可由心律失常引起，也可由心理障碍引起。大多数继发性心悸患者无潜在严重心脏疾患，但却可能存在普遍而持续的心理问题。心理因素影响躯体感觉，当心悸患者有或无心律失常但同时伴有心理障碍时，会造成诊断和治疗上的困难，影响患者的愈后。对功能性心律失常患者，仅有少数需要心内科专业治疗。然而，对于伴有心理障碍的心律失常的患者，仅仅依赖阴性检查结果来安抚他们的情绪，往往无法彻底缓解其症状。但是，经过严格的病情评估，如结合 SSS 量表等，并采取进一步的治疗，尤其是心理药物及非药物治疗，不但可改善这些患者的临床预后，还能有效减少因反复就医而消耗的医疗资源，实现医疗资源的优化配置。

多项研究结果表明，在临床实践中，当不存在器质性心脏疾病时，患者的室性期前收缩、房性期前收缩及心房颤动（房颤)往往源自焦虑与抑郁情绪。单纯依赖抗心律失常药物的治疗策略,对此类症状的控制效果有限,难以实现根治。值得注意的是,部分接受了房颤消融手术的患者,由于焦虑与抑郁情绪的持续影响,甚至会出现房颤复发率上升的情况。鉴于此,对于心律失常患者的治疗管理,必须高度重视患者的心理健康状况,做到对心理障碍的及时识别与早期干预治疗,以期全面提升患者的医疗质量与生活品质。

在一些器质性心脏病患者中,尤其是对于心律失常患者,不但要专注于疾病本身的治疗,更要密切留意患者心理健康状态。心理障碍有可能加剧心律失常症状。典型的例子如心律转复除颤器(ICD)植入患者,当他们处于极度惊恐状态时,可能会触发交感风暴的发生,此时给予镇静治疗以稳定患者的情绪尤为关键。

综上所述,对于心律失常患者,无论是器质性心脏病患者还是非器质性心脏病患者,心内科医生均需要关注患者的心理健康状况,及时识别及治疗患者的焦虑、抑郁情绪,往往可以收获事半功倍的效果。为了进一步加深对此问题的理解,本篇将列举心理障碍合并心律失常案例。通过这些实例,我们可以更直观地认识到心理健康管理在心律失常治疗中的重要性。

案例7 电生理检查阴性为啥还是心悸?

▶ **病史摘要:**

患者男,38岁。公司职员。因"阵发性心悸1个月"入院。1个月中发作4次心悸,每次均持续约30分钟,发作时伴有呼吸困难,有濒死感及头晕。近1月患者失眠、多梦、易疲劳乏力,且容易紧张,与公司上级关系不愉快。辅助检查:患者"阵发性心悸"不发作时的常规心电图多次检查均显示正常(图2);心脏彩超显示静息状态下未见异常。Holer显示未发现有异常。甲状腺功能显示正常。患者的多种检查,均未能发现疾病原因,患者担心自己得了不治之症,心理极其恐惧。最后为了查清心悸原因,患者决定听从医生的建议进行电生理检查。然而,令人难以置信的是,电生理检查也显示阴性。患者因未能明确病因,产生绝望情绪。经人介绍来到双心门诊就诊。

2017年8月25日电生理检查:行右室心尖部递增起搏,逆传房波呈向心性激动,递减传导逆传文氏点 S_1S_1 500 ms,心房递增起搏 S_1S_1 500 ms,于450 ms出现前传文氏,心房 S_1S_2 550/500 ms,至现递增传导,于 S_1S_2 500/450 ms出现前传不应期,予以静滴异丙肾上腺素提高心率30%后,再次行电生理检查。行右室心尖部递增起搏,逆传房波呈向心性激动,逆传文氏点 S_1S_1 280 ms,心房递增起搏 S_1S_1 500 ms,于350 ms出现前传文氏,心房 S_1S_2 550/500 ms,呈现递增传导,于 S_1S_2 450/270 ms出现前传不应期,未能诱发心动过速。

诊断思路：

根据患者的负面情绪及非器质性心脏病的心悸，予进行心理量表评估，结果显示 SSS 量表 31 分（表 16），GAD-7 量表 5 分，PHQ-9 量表 3 分，提示患者存在焦虑临界状态，轻度躯体症状障碍。

治疗与随访：

给予氟哌噻吨美利曲辛片 1 粒 qd＋曲唑酮 50 mg qn 口服（表 17）。经过 3 个月治疗，患者 SSS 量表评分下降至 24 分，GAD-7 量表及 PHQ-9 量表评分均为 0 分，患者不适症状基本消除。

讨论：

心理因素对躯体感觉的影响确实不容忽视，特别是在心悸患者中表现得尤为明显。当这些患者伴有心理障碍时，即使存在或不存在心律失常，都可能因心理因素的干扰而导致诊断和治疗上的困难。这种情况下，患者往往会因为对症状的过度担忧而反复就医，这不仅影响了患者的预后，还造成了医疗资源的浪费。

当心律失常患者同时伴有心理障碍时，仅仅通过阴性检查结果往往无法让患者真正放心，也无法从根本上改善患者的症状。这是因为心理障碍可能持续影响患者的感知和体验，使得他们即使在没有明显器质性病变的情况下，仍然感到不适。因此，对于这类患者，结合心理评估并给予进一步的治疗显得尤为重要。这包括心理药物治疗和非药物治疗的结合，如认知行为疗法、放松训练等。通过有针对性的治疗，可以帮助患者调整心理状态，减轻焦虑和恐惧，从而改善患者的临床预后。

总之，对于心律失常患者，尤其是那些伴有心理障碍的患者，全面的评估和综合治疗是至关重要的。

表16　案例7 SSS量表评分

躯体化症状自评量表(SSS)

姓名______性别____年龄____电话______评定日期______第____就诊
教育程度______职业______病程______诊断______药物______

说明：您发病过程中可能存在下列各种症状，如果医生能确切了解您的这些症状，就能给您更多的帮助，对治疗有积极影响。请阅读并回答以下每一项栏目，**根据半年内发病情况，选择栏目中相关症状程度最严重的分值。**

* 没有：不存在
* 轻度：偶有几天存在或尚能忍受
* 中度：一半天数存在或希望缓解
* 重度：几乎每天存在或难以忍受

发病时存在的症状(在相应的症状上画○，可多选)	没有	轻度	中度	重度
头晕、头痛、头胀、头重，晕厥、眩晕，脑鸣	1	②	3	4
睡眠问题(入睡困难、多梦、噩梦、易惊醒、早醒、失眠或睡眠过多)	1	②	3	4
易疲劳乏力，行动困难，精力减退	1	②	3	4
兴趣减退，怕烦，情绪不佳，缺乏耐心	1	②	3	4
心血管症状(心慌、胸闷、胸痛、气短)	1	②	3	4
易着急紧张，或担忧害怕，甚至惊恐、濒死感或失控感	1	②	3	4
习惯操心，易纠结，多思多虑，且易产生消极想法	1	②	3	4
注意力减退，思考能力下降，健忘甚至恍惚	①	2	3	4
胃肠症状(胀、痛，反酸、嗳气，食欲差，便秘、便多，口干苦、恶心，消瘦)	1	②	3	4
疼痛(颈部、肩部、腰部、背部、腿部等)	①	2	3	4
敏感，易悲伤或伤心哭泣	①	2	3	4
手脚关节或身体某部位(麻木、僵硬、抽搐、颤抖、刺痛、怕冷)	①	2	3	4
视物模糊，眼睛干涩或胀痛，短期内视力下降	①	2	3	4
激动烦躁，易怒，对声音过敏，易受惊吓	1	②	3	4
追求完美，反复思考或重复做意义不大的事情	①	2	3	4
皮肤过敏、瘙痒、皮疹，或潮红、潮热、多汗	①	2	3	4
常关注健康问题，担心自己及家人生病	1	②	3	4
呼吸困难，憋闷或窒息感，喜大叹气，咳嗽，或胁肋痛	1	②	3	4
咽部不适、梗阻感，鼻腔干涩、鼻塞，耳鸣、耳塞	①	2	3	4
易尿频、尿急、尿痛，或会阴部不适	①	2	3	4

总分：31

以上任何症状，对工作、生活以及与人相处中是否产生困难？程度如何？
完全不困难(　)　有些困难(　)　非常困难(　)　极其困难(　)

表 17 案例 7 诊治及用药情况

时间	随访+定期心理量表检测			药物调整	疗效
	SSS	GAD-7	PHQ-9		
0 个月	31 分	5 分	3 分	氟哌噻吨美利曲辛片 1 粒 qd+曲唑酮 50 mg qn	
2 周	28 分	3 分	4 分	氟哌噻吨美利曲辛片 1 粒 qd+曲唑酮 50 mg qn	心悸未再发生
3 个月	24 分	0 分	0 分	氟哌噻吨美利曲辛片 1 粒 qd+曲唑酮 50 mg qn	不适的临床症状逐渐消失

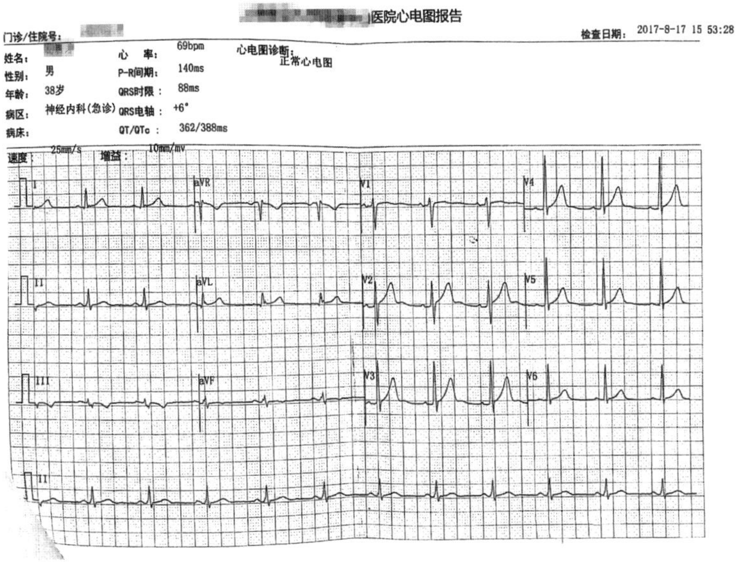

图 2 案例 7 心电图报告

案例 8 射频消融术根治了阵发性室上速，为何心悸仍发作？

▶ **病史摘要：**

患者女，65 岁。因阵发性心悸 2 年就诊，每次持续 5～6 分钟，发作时伴有四肢麻木僵硬，呼吸困难。平素伴有胸闷气短、乏力，易出汗，发作次数越来越频繁，间隔越来越短，每次发作似乎都在担心中发生，在当地行 Holter 检查提示平均心率 78 次/分，总心率 108 800 次/分，最快 121 次/分，无停搏，房性期前收缩 45 次。给予美托洛尔治疗效果不明显，心悸难以忍受，遂至知名上海三甲医院心内科行电生理检查，提示阵发性室上速（房室双径路），并行消融术，术顺。但是消融术后，令人难以接受的是仍然有阵发性心悸，同时容易出汗，乏力，兴趣减退，头晕，长期失眠，安眠药（地西泮）效果差，对生活失去了希望。

其父亲死于心脏病（具体不详）。

▶ **诊断思路：**

患者主诉心悸，虽然心内科专家采用消融术解决了患者客观存在的室上速疾病，但是患者的临床症状并未消失，表明阵发性心悸未必跟室上速存在相关性。因此，我们需要突破传统医疗诊疗思维习惯，结合患者有失眠、乏力、担心、兴趣减退等负面情绪，此时应当评估患者心理健康状态。予心理量表测评，结果显示 SSS 量表 57 分（表 18），GAD-7 量表 6 分，PHQ-9 量表 5 分。提示患者存在焦虑抑郁倾向伴中度躯体化症状。

表 18　案例 8 SSS 量表评分

躯体化症状自评量表(SSS)

姓名______性别___年龄___电话______评定日期______第___就诊
教育程度_______职业_______病程_______诊断_______药物_______

说明：您发病过程中可能存在下列各种症状，如果医生能确切了解您的这些症状，就能给您更多的帮助，对治疗有积极影响。请阅读并回答以下每一项栏目，**根据半年内发病情况，选择栏目中相关症状程度最严重的分值。**

* 没有：不存在
* 轻度：偶有几天存在或尚能忍受
* 中度：一半天数存在或希望缓解
* 重度：几乎每天存在或难以忍受

发病时存在的症状(在相应的症状上画○，可多选)	没有	轻度	中度	重度
头晕、头痛、头胀、头重，晕厥、眩晕，脑鸣	1	②	3	4
睡眠问题(入睡困难、多梦、噩梦、易惊醒、早醒、失眠或睡眠过多)	1	②	3	4
易疲劳乏力，行动困难，精力减退	1	②	3	4
兴趣减退，怕烦，情绪不佳，缺乏耐心	1	2	③	4
心血管症状(心慌、胸闷、胸痛、气短)	1	2	3	④
易着急紧张，或担忧害怕，甚至惊恐、濒死感或失控感	1	2	③	4
习惯操心，易纠结，多思多虑，且易产生消极想法	1	2	3	④
注意力减退，思考能力下降，健忘甚至恍惚	1	2	3	④
胃肠症状(胀、痛，反酸、嗳气，食欲差，便秘、便多，口干苦、恶心，消瘦)	1	②	3	4
疼痛(颈部、肩部、腰部、背部、腿部等)	1	2	③	4
敏感，易悲伤或伤心哭泣	1	2	③	4
手脚关节或身体某部位(麻木、僵硬、抽搐、颤抖、刺痛、怕冷)	1	②	3	4
视物模糊，眼睛干涩或胀痛，短期内视力下降	1	2	③	4
激动烦躁，易怒，对声音过敏，易受惊吓	1	2	③	4
追求完美，反复思考或重复做意义不大的事情	1	2	③	4
皮肤过敏、瘙痒、皮疹，或潮红、潮热、多汗	1	②	3	4
常关注健康问题，担心自己及家人生病	1	2	3	④
呼吸困难，憋闷或窒息感，喜大叹气，咳嗽，或胁肋痛	1	2	③	4
咽部不适、梗阻感，鼻腔干涩、鼻塞，耳鸣、耳塞	1	2	③	4
易尿频、尿急、尿痛，或会阴部不适	1	②	3	4

总分：　57

以上任何症状，对工作、生活以及与人相处中是否产生困难？程度如何？
完全不困难(　)　有些困难(　)　非常困难(　)　极其困难(　)

▶ 治疗与随访：

根据非精神心理科心理障碍解决方案，给予帕罗西汀50 mg qd＋利培酮1 mg qn口服(表19)。2周后症状减轻，再次评估心理量表，显示SSS量表46分，GAD-7量表2分，PHQ-9量表2分。6个月后症状明显减轻，恢复社交，心理量表测评显示SSS量表36分，GAD-7量表2分，PHQ-9量表1分。药物调整为：帕罗西汀20 mg qd＋利培酮0.3 mg qn。1年后症状基本消失，复查心理量表，显示SSS量表28分，GAD-7量表2分，PHQ-9量表1分。一年半后患者因家中有负性生活事件，导致临床症状加重，复查心理量表，结果显示SSS量表31分，GAD-7量表4分，PHQ-9量表1分，药物调整为：帕罗西汀40 mg qd＋利培酮0.3 mg qn。2年后随访，患者临床症状消失，SSS量表21分，GAD-7量表0分，PHQ-9量表1分。

表19　案例8诊治及用药情况

时间	随访＋定期心理量表检测			治疗药物	疗效
	SSS	GAD-7	PHQ-9		
0个月	57分	6分	5分	帕罗西汀20 mg qd＋利培酮1 mg qn	
2周	46分	2分	2分	帕罗西汀20 mg qd＋利培酮1 mg qn	症状减轻
6个月	36分	2分	1分	帕罗西汀20 mg qd＋利培酮0.3 mg qn	症状明显减轻，恢复社交
12个月	28分	2分	1分	帕罗西汀20 mg qd＋利培酮0.3 mg qn	症状基本消失

续 表

时间	随访+定期心理量表检测			治疗药物	疗效
	SSS	GAD-7	PHQ-9		
18个月	31分	4分	1分	帕罗西汀 40 mg qd+利培酮 0.3 mg qn	负性生活事件导致症状加重
24个月	21分	0分	1分	帕罗西汀 20 mg qd+利培酮 0.3 mg qn	临床症状消失

▶ **讨论：**

本案例中患者心悸，Holter 提示有房性期前收缩 45 次，电生理检查有室上速，那这是不是患者心悸的本因呢？通过患者曾经的就医经过，显然说明室上速并不是心悸的病因。我们需要另辟蹊径，寻找突破点。患者有严重失眠，服用地西泮效果差，伴有多种症状，心悸常在担忧中发作，且患者父亲死于心脏病，导致其对于心脏病有恐惧感，提示该患者心悸本质是惊恐障碍导致的躯体化症状。对于出现负性情绪的患者，临床医生需要进一步仔细对患者进行心理量表评估。在治疗上，考虑患者为惊恐障碍发作，推荐选择帕罗西汀；患者睡眠障碍，且对地西泮效果差，躯体化症状多，SSS 量表评分较高，因此选择了利培酮。经过 2 年的治疗，患者 SSS 量表评分接近正常，最终治疗效果令人满意。本案例患者在治疗过程中，曾因家庭社会生活不良事件影响，SSS 量表评分有所波动，因此需要及时动态调整药物。

案例9 到底选择“起搏器植入”，还是“抗焦虑抑郁”治疗？

▶ 病史摘要：

患者女，81岁。因“心悸半年”入院，患者近半年来心悸，多次Holter检查提示房性期前收缩较多，其中2017年11月14日就诊时Holter结果显示平均心率60次/分，房性期前收缩10 271次，完全左束支传导阻滞。同时患者伴有胸闷、气短，活动耐力下降，皮肤经常过敏，头晕，多梦、早醒，肢体怕冷，腹胀、便秘等不适。当地医院心内科医生认为：因平均心率不快，无法应用抗心律失常药物来减少房性期前收缩的发生，建议行起搏器植入术，再应用抗心律失常药物。患者自发病以来，腹胀、纳差，体重有下降，便秘，精力减退、情绪不佳等。

患者既往有高血压病史，慢性肾炎病史，青光眼，甲状腺次全切除术，骨质疏松。

辅助检查：心超彩超显示LV 42/29 mm，LA 36 mm，LVEF 58%，轻度三尖瓣及主动脉瓣关闭不全。

▶ 诊疗思路：

住院查房详细问诊后认为，该患者无起搏器治疗指征，患者存在心理障碍，心悸与心理障碍有相关性，需进行抗焦虑抑郁治疗。依据有：患者多系统症状，除了胸闷、心悸，还伴有头晕、腹胀、早醒、肢体麻木僵硬等临床症状。根据《在心血管科就诊患者的心理处方中国专家共识》2020版的建议路径，进行心理量表评估，结果显示SSS量表53分(表20)，GAD-7

量表 9 分，PHQ-9 量表 14 分。提示患者有轻度焦虑、中度抑郁伴有中度躯体症状障碍。

▶ **治疗与随访：**

根据评估结果，治疗给予曲唑酮 50 mg＋氟西汀 20 mg qd＋舒必利 100 mg bid（表 21）。患者抗焦虑抑郁治疗周期较长，并且在相当长的一段时间内，患者的 SSS 量表评分维持在 30 分，显示出症状改善不明显，因此调整用药为文拉法辛 150 mg。调整药物后，患者临床不适症状逐渐缓解，其中心悸症状完全消失，腹胀、头晕及失眠明显改善，复查动态心电图显示房性期前收缩明显减少，从治疗之初的 10 271 次下降到 179 次。

▶ **讨论：**

本案例患者是典型的双心疾病患者，即心律失常合并心理障碍。焦虑与抑郁加剧了心律失常症状，心律失常的恶化又进一步加重焦虑、抑郁，两者相互作用，形成了一个恶性循环。经过治疗，患者房性期前收缩从治疗之初的 10 271 次下降到治疗后的 179 次，房速从 45 次下降到 10 次。该案例打破了常规抗心律失常药物治疗的传统思维模式，创新性地未使用抗心律失常药物，而是单用抗焦虑与抗抑郁药物。这一方案不仅能缓解焦虑、抑郁，同时也能明显减少心律失常的发生，这也说明心理障碍对心律失常的重要影响。另外，这一案例还成功避免了过度医疗（起搏器植入），既减轻了患者的痛苦，又节约了医疗资源与经济费用。因此，对于综合医院非精神心理科医生而言，善于应用《在心血管科就诊患者的心理处方中国专家共识》2020 版的建议路径，熟练掌握并使用 SSS 量表等心理量表进行评估，将有助于及时识别患者心理障碍，从而在治疗过程中达到事半功倍的效果。

表20　案例9 SSS量表评分

躯体化症状自评量表(SSS)

姓名______性别___年龄___电话______评定日期______第___就诊
教育程度______职业______病程______诊断______药物______

说明：您发病过程中可能存在下列各种症状，如果医生能确切了解您的这些症状，就能给您更多的帮助，对治疗有积极影响。请阅读并回答以下每一项栏目，**根据半年内发病情况，选择栏目中相关症状程度最严重的分值。**

* 没有：不存在
* 轻度：偶有几天存在或尚能忍受
* 中度：一半天数存在或希望缓解
* 重度：几乎每天存在或难以忍受

发病时存在的症状(在相应的症状上画○，可多选)	没有	轻度	中度	重度
头晕、头痛、头胀、头重，晕厥、眩晕，脑鸣	1	2	3	④
睡眠问题(入睡困难、多梦、噩梦、易惊醒、早醒、失眠或睡眠过多)	1	2	③	4
易疲劳乏力，行动困难，精力减退	1	2	③	4
兴趣减退，怕烦，情绪不佳，缺乏耐心	1	2	3	④
心血管症状(心慌、胸闷、胸痛、气短)	1	2	③	4
易着急紧张，或担忧害怕，甚至惊恐、濒死感或失控感	1	2	③	4
习惯操心，易纠结，多思多虑，且易产生消极想法	1	2	③	4
注意力减退，思考能力下降，健忘甚至恍惚	1	2	③	4
胃肠症状(胀、痛，反酸、嗳气，食欲差，便秘、便多，口干苦，恶心，消瘦)	1	2	③	4
疼痛(颈部、肩部、腰部、背部、腿部等)	1	②	3	4
敏感，易悲伤或伤心哭泣	①	2	3	4
手脚关节或身体某部位(麻木、僵硬、抽搐、颤抖、刺痛、怕冷)	1	②	3	4
视物模糊，眼睛干涩或胀痛，短期内视力下降	1	2	③	4
激动烦躁，易怒，对声音过敏，易受惊吓	1	②	3	4
追求完美，反复思考或重复做意义不大的事情	①	2	3	4
皮肤过敏、瘙痒、皮疹，或潮红、潮热、多汗	1	②	3	4
常关注健康问题，担心自己及家人生病	1	2	3	④
呼吸困难，憋闷或窒息感，喜大叹气，咳嗽，或胁肋痛	1	2	③	4
咽部不适、梗阻感，鼻腔干涩、鼻塞，耳鸣、耳塞	1	2	③	4
易尿频、尿急、尿痛，或会阴部不适	①	2	3	4

总分：53

以上任何症状，对工作、生活以及与人相处中是否产生困难？程度如何？
完全不困难(　)　有些困难(　)　非常困难(　)　极其困难(　)

表 21 案例 9 诊治及用药情况

时间	随访+定期心理量表检测			药物调整	疗效
	SSS	GAD-7	PHQ-9		
0 个月	53 分	9 分	14 分	曲唑酮 50 mg qn+氟西汀 20 mg qd+舒必利 100 mg bid	失眠,加用曲唑酮;消化道症状,加用舒必利
2 周	49 分	6 分	7 分	曲唑酮 50 mg qn+氟西汀 20 mg qd+舒必利 100 mg bid	
1.5 个月	38 分	1 分	2 分	曲唑酮 50 mg qn+氟西汀 20 mg qd+舒必利 100 mg bid	
2.5 个月	39 分	1 分	2 分	曲唑酮 50 mg qn+氟西汀 20 mg qd	
3.5 个月	39 分	1 分	2 分	曲唑酮 50 mg qn+氟西汀 20 mg qd	
4.5 个月	36 分	1 分	1 分	曲唑酮 50 mg qn+氟西汀 30 mg qd	
5.5 个月	36 分	1 分	2 分	曲唑酮 50 mg qn+氟西汀 20 mg qd	
6 个月	32 分	0 分	1 分	文拉法辛 150 mg qd+曲唑酮 50 mg qn	疗效进入瓶颈期,将氟西汀换成文拉法辛
7 个月	30 分	0 分	0 分	文拉法辛 150 mg qd+曲唑酮 50 mg qn	
8 个月	29 分	0 分	0 分	文拉法辛 150 mg qd+曲唑酮 50 mg qn	症状进一步改善
9 个月	27 分	0 分	0 分	文拉法辛 150 mg qd+曲唑酮 50 mg qn	

冠心病合并心理障碍诊治

美国心脏协会(AHA)发布“精神健康、身心健康及大脑-心脏-身体关联”科学声明,建议对于心血管疾病患者和心血管高风险个体,临床医生应常规评估心理和精神健康,就像评估是否有高血压、糖尿病或高脂血症一样,心理障碍成为冠心病的一个独立危险因素。

心理-神经-内分泌-免疫学(psycho-neuro-endocrine-immunology, PNEI),就是将心理、神经系统、免疫系统和内分泌系统联系起来的一个学科。大量研究证明,心脏和心理是联动的(psychocardiac coupling),主要涉及交感神经过度兴奋与迷走神经抑制,以及下丘脑-垂体-肾上腺轴和免疫状态异常。炎症可能是引发情绪问题、心理障碍和心血管疾病的重要桥梁。

心身疾病就是指有明显的躯体症状和体征,发病原因以心理社会因素为主,且随着患者情绪与人格特征的不同而有明显的病征差别,以及用单纯的生物学治疗,效果不理想的一类疾病。心血管疾病中,高血压、心肌梗死都是常见的心身疾病。

随着科学的研究深入,冠状动脉粥样硬化的机制已经发生变化：一是，动脉粥样硬化不再被认为是一种简单的脂质蓄积性疾病，而是一种全身性炎性疾病；二是，心脏不是一个自动起搏跳动的“机械泵”，特定的性格、不良情绪、抑郁、焦虑等心理障碍以及负性生活事件等，与心血管疾病明确相关。谭宁教授等认为心血管疾病就是心身疾病，也就是中医表达的情志致病，应激性心肌病、负性生活事件、精神障碍、喜怒与哀乐、孤独与隔离等都与心血管疾病有相关性。

冠心病合并心理障碍，属于典型的双心疾病，治疗有其特殊性，在治疗冠心病的基础上，需要兼顾心理治疗、抗焦虑抑郁治疗，应用针对患者的个体化心脏运动处方。

但现实中冠心病合并心理障碍的临床识别率和治疗率还处于非常低的水平，及早识别和处理冠心病患者合并心理障碍，对于避免过度依赖技术手段导致的医源性疾病、促进医患关系的和谐、提高冠心病患者的生活质量和寿命有着重大的现实意义。

案例 10 支架装好了，血管通了，为啥还是胸痛？

▶ **病史摘要：**

患者女，78 岁。因胸闷胸痛不适，在上海某医院诊断为心绞痛，遂行冠脉造影术，显示左主干(LM)正常，左前降支(LAD)中段弥漫性狭窄，最严重段为狭窄 80%；左回旋支(LCX)及右冠状动脉(RCA)有多发斑块，遂于 LAD 植入一枚支架。同时患者有头晕、失眠、多梦、早醒、乏力、易情绪激动、易出汗、尿频、便秘等不适。植入支架后，仍然有胸闷胸痛，自述无好转。心超显示左心室舒张功能减退，三尖瓣少量反流；颈部血管 B 超显示未见异常。血糖 5.4 mmol/L。血脂：胆固醇 4.5 mmol/L，低密度脂蛋白 3.07 mmol/L，三酰甘油 0.93 mmol/L。甲状腺功能显示 TSH 8.74 IU/mL，FT_3 3.91 pmol/L，FT_4 11.05 pmol/L。

▶ **诊断思路：**

本案例患者存在冠心病、心绞痛，且病变血管已经介入成功，但患者就医时“胸闷及胸痛”仍然存在，这似乎是个复杂矛盾的难题。然而我们通过评估患者整体状态(不单纯是心绞痛)，发现患者有多系统不适的躯体症状，因此需要进一步评估心理量表，结果显示 SSS 量表 56 分(表 22)，GAD-7 量表 3 分，PHQ-9 量表 5 分。提示患者存在抑郁倾向伴中度躯体症状障碍。

表 22　案例 10 SSS 量表评分

躯体化症状自评量表(SSS)

姓名______性别___年龄___电话______评定日期______第___就诊
教育程度_______职业_______病程_______诊断_______药物_______

说明：您发病过程中可能存在下列各种症状，如果医生能确切了解您的这些症状，就能给您更多的帮助，对治疗有积极影响。请阅读并回答以下每一项栏目，**根据半年内发病情况，选择栏目中相关症状程度最严重的分值。**

* 没有：不存在
* 轻度：偶有几天存在或尚能忍受
* 中度：一半天数存在或希望缓解
* 重度：几乎每天存在或难以忍受

发病时存在的症状(在相应的症状上画○，可多选)	没有	轻度	中度	重度
头晕、头痛、头胀、头重，晕厥、眩晕，脑鸣	1	2	3	④
睡眠问题(入睡困难、多梦、噩梦、易惊醒、早醒、失眠或睡眠过多)	1	2	3	④
易疲劳乏力，行动困难，精力减退	1	2	3	④
兴趣减退，怕烦，情绪不佳，缺乏耐心	1	2	③	4
心血管症状(心慌、胸闷、胸痛、气短)	1	2	③	4
易着急紧张，或担忧害怕，甚至惊恐、濒死感或失控感	1	②	3	4
习惯操心，易纠结，多思多虑，且易产生消极想法	1	②	3	4
注意力减退，思考能力下降，健忘甚至恍惚	1	2	③	4
胃肠症状(胀、痛，反酸、嗳气，食欲差，便秘、便多，口干苦、恶心，消瘦)	1	2	③	4
疼痛(颈部、肩部、腰部、背部、腿部等)	1	2	③	4
敏感，易悲伤或伤心哭泣	1	②	3	4
手脚关节或身体某部位(麻木、僵硬、抽搐、颤抖、刺痛、怕冷)	1	2	③	4
视物模糊，眼睛干涩或胀痛，短期内视力下降	1	2	③	4
激动烦躁，易怒，对声音过敏，易受惊吓	1	②	3	4
追求完美，反复思考或重复做意义不大的事情	1	②	3	4
皮肤过敏、瘙痒、皮疹，或潮红、潮热、多汗	1	2	③	4
常关注健康问题，担心自己及家人生病	1	2	③	4
呼吸困难，憋闷或窒息感，喜大叹气，咳嗽，或胁肋痛	1	②	3	4
咽部不适、梗阻感，鼻腔干涩、鼻塞，耳鸣、耳塞	1	2	③	4
易尿频、尿急、尿痛，或会阴部不适	1	②	3	4

总分：56

以上任何症状，对工作、生活以及与人相处中是否产生困难？程度如何？
完全不困难(　)　有些困难(　)　非常困难(　)　极其困难(　)

▶ 治疗与随访：

给予舍曲林 50 mg qd 口服(表 23)。患者女儿述，自从患者服用了舍曲林后，性格发生了显著改变，不爱生气了，心情变得开朗起来了，头晕、头痛、尿频的症状消失了，甚至连多年的便秘都改善了。

表 23　案例 10 诊治及用药情况

时间	随访+定期心理量表检测			药物调整	疗效
	SSS	GAD-7	PHQ-9		
0 个月	56 分	3 分	5 分	舍曲林 50 mg qd	
2 周	41 分	0 分	1 分	舍曲林 50 mg qd	
3 个月	21 分	0 分	0 分	舍曲林 50 mg qd	症状消失

▶ 讨论：

本案例属于经典的双心疾病，患者客观存在冠心病、心绞痛，同时合并心理障碍。在已经解决冠脉问题的状况下，患者仍然有诸多不适的躯体症状，此类患者在临床上屡见不鲜，仅仅治疗心脏疾病，无法解决患者的不适症状，导致患者的生存质量较差。本例患者给予舍曲林治疗 3 个月后躯体症状消失，SSS 量表评分由 56 分降至 21 分。因此，当临床医生遇到类似本案例的患者，即尽管那些器质性疾病已得到解决，但诸多躯体不适症状依然存在时，建议进行心理量表的评估，尤其是 SSS 量表的应用，有助于及时识别患者心理障碍，从而能够采取有针对性的抗焦虑、抑郁治疗，及时改善患者躯体化症状，达到治疗效果。一项名为 Sad Heart 的临床研究显示，舍曲林在冠心病合并心理障碍的患者应用中，安全性较高，该项研究中冠心病患者平均口服至少 5 种药物，舍曲林与多种药物同时服用，无相互作用导致不良反应，安全性较高。

案例 11 胸痛造影示冠脉狭窄 50%～60%，却久治不愈

病史摘要：

患者女，63 岁。因“胸痛伴心悸 2 年”入院。3 个月前在我院已行冠脉造影，显示 LM 正常；LAD、RCA 可见软斑块；LCX 狭窄最重 50%～60%，术后一直口服阿司匹林及他汀类药物。目前仍然有胸痛，呈胀痛，持续时间从几秒钟到几分钟，伴有手臂麻木，夜间加剧，白天活动及干家务时无发作。半年前，因为阵发性房颤，曾在我院行射频消融治疗。但术后仍然有房颤发作，本次是患者及家属积极要求入院再次评估冠脉的情况，患者担心冠脉狭窄有进展会导致心梗，所以不敢掉以轻心，一定要求入院再评估。同时患者有严重的失眠，已经失眠十余年，伴有头晕、脑鸣，多次到神经内科及急诊科就诊头颅 CT 检查均显示正常，MRI 显示多发腔梗，动态脑电图也正常。有腹胀，便秘，喜欢大叹气，夜间尿频明显，甚至认为生活没希望，活着太累。自发病以来，饮食睡眠差，有便秘、尿频(多次尿常规显示正常)，体重变化不明显。

诊断思路：

患者冠脉 LCX 狭窄 50%～60%，诊断冠心病，但是这个胸痛症状是否为冠脉病所导致，值得心内科医生思考。同时患者有强烈的不安全感，多系统症状，因此需要评估心理量表，结果显示 SSS 量表 51 分(表 24)，GAD-7 量表 5 分，PHQ-9 量表 9 分。提示该患者存在轻度焦虑抑郁伴中度躯体化症状。

表24 案例11 SSS量表评分

躯体化症状自评量表(SSS)

姓名______性别___年龄___电话______评定日期______第___就诊
教育程度_______职业_______病程_______诊断_______药物_______

说明：您发病过程中可能存在下列各种症状，如果医生能确切了解您的这些症状，就能给您更多的帮助，对治疗有积极影响。请阅读并回答以下每一项栏目，**根据半年内发病情况，选择栏目中相关症状程度最严重的分值。**

* 没有：不存在
* 轻度：偶有几天存在或尚能忍受
* 中度：一半天数存在或希望缓解
* 重度：几乎每天存在或难以忍受

发病时存在的症状(在相应的症状上画○，可多选)	没有	轻度	中度	重度
头晕、头痛、头胀、头重，晕厥、眩晕，脑鸣	1	2	3	④
睡眠问题(入睡困难、多梦、噩梦、易惊醒、早醒、失眠或睡眠过多)	1	2	③	4
易疲劳乏力，行动困难，精力减退	1	2	③	4
兴趣减退，怕烦，情绪不佳，缺乏耐心	1	2	3	④
心血管症状(心慌、胸闷、胸痛、气短)	1	2	③	4
易着急紧张，或担忧害怕，甚至惊恐、濒死感或失控感	1	2	③	4
习惯操心，易纠结，多思多虑，且易产生消极想法	1	2	③	4
注意力减退，思考能力下降，健忘甚至恍惚	1	2	③	4
胃肠症状(胀、痛，反酸、嗳气，食欲差，便秘、便多，口干苦、恶心，消瘦)	1	2	③	4
疼痛(颈部、肩部、腰部、背部、腿部等)	1	②	3	4
敏感，易悲伤或伤心哭泣	①	2	3	4
手脚关节或身体某部位(麻木、僵硬、抽搐、颤抖、刺痛、怕冷)	1	②	3	4
视物模糊，眼睛干涩或胀痛，短期内视力下降	1	2	③	4
激动烦躁，易怒，对声音过敏，易受惊吓	1	②	3	4
追求完美，反复思考或重复做意义不大的事情	①	2	3	4
皮肤过敏、瘙痒、皮疹，或潮红、潮热、多汗	1	②	3	4
常关注健康问题，担心自己及家人生病	1	2	3	④
呼吸困难，憋闷或窒息感，喜大叹气，咳嗽，或胁肋痛	1	2	③	4
咽部不适、梗阻感，鼻腔干涩、鼻塞，耳鸣、耳塞	1	2	③	4
易尿频、尿急、尿痛，或会阴部不适	①	2	3	4

总分：53

以上任何症状，对工作、生活以及与人相处中是否产生困难？程度如何？
完全不困难（ ） 有些困难（ ） 非常困难（ ） 极其困难（ ）

治疗与随访:

给予患者帕罗西汀 20 mg qd+曲唑酮 50 mg qn 口服,因患者失眠所以选择了曲唑酮(表 25)。治疗期间多系统不适症状逐渐好转甚至消失,房颤也未再发作。

表 25　案例 11 诊治及用药情况

时间	随访+定期心理量表检测			药物调整	疗效
	SSS	GAD-7	PHQ-9		
0 个月	51 分	5 分	9 分	帕罗西汀 20 mg qd+曲唑酮 50 mg qn	
2 周	40 分	3 分	5 分	帕罗西汀 20 mg qd+曲唑酮 50 mg qn	
3 个月	27 分	2 分	2 分	帕罗西汀 20 mg qd+曲唑酮 50 mg qn	症状好转
6 个月	23 分	0 分	1 分	帕罗西汀 20 mg qd+曲唑酮 50 mg qn	症状消失

讨论:

本病例为冠心病、房颤合并轻度焦虑抑郁症伴中度躯体化症状,经过 2 周的帕罗西汀和曲唑酮治疗,SSS 量表评分由 51 分下降至 40 分,症状好转,治疗 6 个月后患者症状基本消失。在抗焦虑抑郁药物的初始治疗阶段,尤其是在第 1 周内,患者往往会经历较为显著的副作用表现,而此阶段症状的改善可能并不明显。进入第 2 周后,随着患者对药物副作用的逐渐耐受,这些不适症状会逐步减退。因此,与患者及其家属进行充分的沟通至关重要,确保他们对此过程有清晰的认识,从而提高治疗依从性和配合度。有研究显示,焦虑抑郁是导致房颤消融术后房颤复发的重要因素之一,因此建议将心理量表作为常规筛查,尤其是 SSS 量表。

案例 12 反复植入支架打通血管，为什么还胸痛？

病史摘要：

患者男，74 岁。患者自 2008 年开始出现活动时胸闷及胸痛，于 2008 年 5 月在上海某三甲医院行冠状动脉造影，显示 LM 正常，LAD 正常，D1 狭窄 70%；LCX 狭窄 80%，植入支架 1 枚(Firebird 3.0 mm×23 mm)；RCA 粗大正常。术后患者仍然感胸闷胸痛，伴有头晕、失眠等，遂于 3 个月后，2008 年 8 月再次行冠状动脉造影+左室造影：左室造影未见异常，原 LCX 植入支架通畅，于 D1 狭窄 70%处植入支架 1 枚(Firebird 2.75 mm×13 mm)。术后规律服药，但患者仍然有胸闷胸痛不适，持续时间不定，从几秒至数分钟不等，无晕厥及出汗等，行冠脉 CTA 提示原植入支架通畅。主管医生告知患者可能存在小血管病变，建议患者按时服药。术后 1 年时再次复查冠状动脉造影，提示原植入支架通畅，无新发病变。此后，患者按时规律服药。2016 年 8 月患者认为支架已装了 8 年，遂至医院复查冠状动脉造影，显示 LM 正常，LAD 中段局限性病变狭窄 90%，植入 EXCEL 3.5 mm×14 mm 支架 1 枚，D1 及 LAD 原植入支架通畅。术后规律服药，仍然感胸闷胸痛，于 2017 年 5 月复查冠状动脉造影，显示 LAD、D1、LCX 原植入支架通畅，RCA 全程斑块，最严重的狭窄程度达到 50%～60%。患者处于恐惧中，十分担心 RCA 会进展，于 2018 年 5 月再次要求复查冠状动脉造影，显示 LM 斑块，

LAD、D1、LCX 原植入支架通畅，RCA 全程斑块，P1 狭窄程度为 60%。此次，LM 又出现了斑块，尽管患者自认为每天按照医生的要求，规律服药，严格控制饮食，不抽烟不喝酒，但是病情仍然有发展，严重到无法控制了。这一现状加剧了患者的担心与恐惧，导致失眠加重，伴有噩梦，情绪也变得极易加剧。更为严重的是，患者开始丧失了对生活的希望，感觉快到世界末日般无助感。

▶ **诊断思路：**

本案例患者冠心病诊断明确，值得心内科医生思考的是，该患者反复做了 6 次造影，3 次介入治疗，但一直存在的胸闷及胸痛并未消失，临床医师应该引起高度重视，诊断思维模式需要另辟蹊径。患者长期处于对疾病的不了解而导致的担忧之中，故需要给患者做心理测评。心理测评结果显示 SSS 量表 45 分(表 26)，GAD-7 量表 7 分，PHQ-9 量表 9 分。提示患者冠心病合并轻度焦虑抑郁及躯体化症状。

▶ **治疗与随访：**

根据 SSS 量表评估结果 45 分，为中度躯体化症状，给予舍曲林 50 mg qn(表 27)，因患者有失眠及消化道症状，故选择联用米氮平 15 mg qn 口服。治疗 1 个月后患者的病情好转不显著，症状反而有所加重，遂将原先使用的 SSRIs 类药物换成 SNRIs 类药物，因此调整为文拉法辛＋米氮平治疗方案。治疗期间患者曾自行停药，导致病情加重，后续又经过 1 年的治疗，患者临床症状得到了显著改善，症状基本消失，药物开始逐步减量。

▶ **讨论：**

本案例患者病程达 10 年，在“艰难”与“曲折”中最后明确诊断为双心疾病。在治疗心理障碍时，该患者因自行停药后导致病情反复，也表明临床医生与患者的沟通还有待进一步加强。具体而言，需确保患者充分认识到，不仅冠心病的治疗药物不能中断，抗焦虑抑郁的药物也同样需遵医嘱持续服用，不应自行停服。此类药物都有一定的用药疗程，增减药物、停药均需专业医生的评估。

该患者能够成功治愈的关键在于：一是对其症状进行了全面而细致的评估，从而能够精确选择合适的治疗药物；二是在治疗过程中能够及时发现并快速应对出现的问题，确保患者获得充分且有效的治疗。值得庆幸的是，该患者在停药后症状复发时立即再次就医，此时通过SSS量表评估，其得分已上升至49分。经过1年的药物治疗后，SSS量表得分下降至22分，症状基本得到缓解。在治疗建议上，虽然联合心理疏导治疗可能对患者有益，但鉴于患者年龄较大且拒绝接受，因此仅采用了药物治疗方案。值得注意的是，冠心病PCI术后患者合并心理障碍的发病率并不低，这一问题近年来日益受到心内科医生的关注。2021年美国心脏协会(AHA)指南已明确将抑郁症的筛查与治疗纳入PCI术后的治疗指南之中。

表 26 案例 12 SSS 量表评分

躯体化症状自评量表(SSS)

姓名______性别___年龄___电话______评定日期______第___就诊
教育程度_______职业_______病程_______诊断_______药物_______

说明：您发病过程中可能存在下列各种症状，如果医生能确切了解您的这些症状，就能给您更多的帮助，对治疗有积极影响。请阅读并回答以下每一项栏目，**根据半年内发病情况，选择栏目中相关症状程度最严重的分值。**

* 没有：不存在
* 轻度：偶有几天存在或尚能忍受
* 中度：一半天数存在或希望缓解
* 重度：几乎每天存在或难以忍受

发病时存在的症状(在相应的症状上画○，可多选)	没有	轻度	中度	重度
头晕、头痛、头胀、头重，晕厥、眩晕，脑鸣	1	2	③	4
睡眠问题(入睡困难、多梦、噩梦、易惊醒、早醒、失眠或睡眠过多)	1	2	3	④
易疲劳乏力，行动困难，精力减退	1	②	3	4
兴趣减退，怕烦，情绪不佳，缺乏耐心	1	②	3	4
心血管症状(心慌、胸闷、胸痛、气短)	1	②	3	4
易着急紧张，或担忧害怕，甚至惊恐、濒死感或失控感	1	②	3	4
习惯操心，易纠结，多思多虑，且易产生消极想法	1	②	3	4
注意力减退，思考能力下降，健忘甚至恍惚	1	②	3	4
胃肠症状(胀、痛，反酸、嗳气，食欲差，便秘、便多，口干苦、恶心，消瘦)	1	②	3	4
疼痛(颈部、肩部、腰部、背部、腿部等)	1	②	3	4
敏感，易悲伤或伤心哭泣	①	2	3	4
手脚关节或身体某部位(麻木、僵硬、抽搐、颤抖、刺痛、怕冷)	1	②	3	4
视物模糊，眼睛干涩或胀痛，短期内视力下降	1	2	③	4
激动烦躁，易怒，对声音过敏，易受惊吓	1	②	3	4
追求完美，反复思考或重复做意义不大的事情	①	2	3	4
皮肤过敏、瘙痒、皮疹，或潮红、潮热、多汗	1	②	3	4
常关注健康问题，担心自己及家人生病	1	2	3	④
呼吸困难，憋闷或窒息感，喜大叹气，咳嗽，或胁肋痛	1	②	3	4
咽部不适、梗阻感，鼻腔干涩、鼻塞，耳鸣、耳塞	1	②	3	4
易尿频、尿急、尿痛，或会阴部不适	1	2	3	④

总分：45

以上任何症状，对工作、生活以及与人相处中是否产生困难？程度如何？
完全不困难(　)　有些困难(　)　非常困难(　)　极其困难(　)

表 27　案例 12 诊治及用药情况

时间	随访+定期心理量表检测			药物调整	疗效
	SSS	GAD-7	PHQ-9		
0个月	43分	7分	9分	舍曲林 50 mg qd+米氮平 15 mg qn	
2周	38分	10分	8分	舍曲林 50 mg qd+米氮平 15 mg qn	自述症状有减轻
1个月	43分	14分	7分	文拉法辛 75 mg qd+米氮平 15 mg qn	症状加重，将 SSRIs 换成 SNRIs
1.5个月	41分	13分	6分	文拉法辛 150 mg qd+米氮平 15 mg qn	症状改善不明显，加大药物剂量
2个月	40分	7分	6分	文拉法辛 150 mg qd+米氮平 15 mg qn	
3个月	36分	7分	6分	文拉法辛 150 mg qd+米氮平 15 mg qn	
4个月	26分	1分	2分	文拉法辛 150 mg qd+米氮平 15 mg qn	
5个月	26分	2分	2分	文拉法辛 150 mg qd+米氮平 15 mg qn	症状好转
患者自行停药	49分	5分	6分	文拉法辛 150 mg qd+米氮平 15 mg qn	症状加重
3周	32分	3分	4分	文拉法辛 150 mg qd+米氮平 15 mg qn	重新开启治疗
2个月	27分	0分	1分	文拉法辛 150 mg qd+米氮平 15 mg qn	症状明显减少
3个月	25分	0分	0分	文拉法辛 150 mg qd+米氮平 15 mg qn	
6个月	24分	0分	0分	文拉法辛 150 mg qd+米氮平 15 mg qn	
12个月	22分	0分	0分	文拉法辛 75 mg qd+米氮平 15 mg qn	症状几乎消失

慢性心力衰竭合并心理障碍诊治

由于慢性心力衰竭(chronic heart failure, CHF)病程长、病情易反复、活动耐量下降的特点，导致心力衰竭合并心理障碍的发病率逐年攀升。慢性心力衰竭伴发心理障碍会严重制约患者的生存质量，同时负面情绪会导致躯体疾病的复发及恶化。慢性心力衰竭中合并焦虑、抑郁、惊恐等心理障碍的患者也称“双心”患者，现代医学强调在治疗心脏器质性疾病的同时重视患者的心理问题，通过药物或非药物方式实现“双心”共治，最终提高患者的生存质量。

心力衰竭患者合并心理障碍的发生机制：① CHF患者心排血量下降，组织器官供血不足，机体长期处于应激状态，导致下丘脑-垂体-肾上腺皮质轴功能亢进，促肾上腺皮质激素、皮质醇释放，这些激素长期保持在高水平可影响大脑情绪调控中枢，从而导致心理障碍。② 自主神经调节机制：CHF患者伴交感神经兴奋，导致儿茶酚胺分泌增多，大量儿茶酚胺释放容易导致自主神经功能紊乱，使中枢神经系统中去甲肾上腺素、5-羟色胺等神经递质分泌紊乱，引起焦虑抑郁情绪，以及躯体化症状。③ 免疫相关机制：CHF患者体内多种炎症介质释放增多，如肿瘤坏死因子-α、IL-1、IL-6等细胞因子及炎症介质明显增加。研究发现焦虑抑郁患者体内IL-6、IL-1的含量均高于正常人，它们被证实与压力、情绪有关。此外，心力衰竭合并抑郁障碍患者血浆中分泌型ST_2与NT-proBNP水平同步增高。研究报道C反应蛋白、D-二聚体也能够影响情绪反应。④ 社会心理相关机制：从个人层面看，心力衰竭容易导致活动耐量下降，部分患者甚至生活不能自理，社会功能受限，这种情况下若缺乏家人、朋友、社会的关怀容易产生抑郁情绪。从社会层面看，心力衰竭患者普遍承受着由心力衰竭引发的忧虑及恐惧情绪，医生过分地强调疾病的不良预后，这也在无形之中加重了患者的心理负担。

关于双心疾病患者的识别：此类患者往往有多种躯体化症状，这些躯体化症状多种多样，变化多端，具有波动性、反复性特点，患者躯体化症状越多，合并焦虑抑郁的可能性越大。准确排除器质性疾病的同时，有效识别精神心理相关症状对双心疾病的诊断具有重要意义。目前认为心力衰竭患者出现以下情况时提示合并心理障碍：① 患者以心累、气促及活动耐量下降为主要表现，但症状与体征不符，相关辅助检查未发现器质性心脏病加重的证据，这类患者常在多科室反复就诊，单纯治疗心脏疾病的效果往往不佳。② 患者持续疲乏无力、食欲下降、心情低落、悲观厌世，对治疗不配合，甚至拒绝治疗，存在自杀观念。③ 患者情绪易激动、坐立不安、提心吊胆，对自身病情变化过于敏感（疑病状态），对药物的不良反应过于担心，频繁换药或换医生。

关于双心疾病的治疗的药物，在强化心力衰竭药物治疗的同时需要抗焦虑抑郁药物治疗。鉴于心力衰竭的病理限制，传统三环类及四环类抗抑郁药物易诱发长 QT 间期，进而加剧室性心律失常的风险。相比之下，新型抗抑郁药物——选择性 5-羟色胺再摄取抑制剂（SSRIs），适用于伴有抑郁症状的心力衰竭患者，且不会提升不良心血管事件的发生概率，尽管当前其应用尚缺乏大规模临床研究的充分支持。最新研究成果揭示，在安全剂量范围内，苯二氮䓬类抗焦虑药物不会增加心血管疾病患者的病死率；相反，对于合并焦虑障碍的心血管疾病患者，积极采用苯二氮䓬类药物进行抗焦虑治疗，能够有效降低全因死亡率及因心力衰竭再入院的比例。最新的研究趋势认为，抗炎及免疫调节剂有望成为下一代抗焦虑抑郁药物研发的重点方向，这可能为双心疾病患者提供更加优化的治疗方案。同时，结合心理治疗与心衰患者的有氧康复训练，也被推荐为综合治疗的组成部分。

本篇选取 3 例慢性心力衰竭合并心理障碍的患者，以探讨在常规内科治疗基础上，积极进行心理干预及抗焦虑抑郁治疗对患者预后的影响。

案例13 虽然心功能不全严重，但心理障碍诊治让他重获正常生活

▶ 病史摘要：

患者男，17岁。因“腹胀、心悸、乏力半月”就诊于上海某儿童医院。半月前有感冒，未服药，体育课感乏力，不能运动。半月后出现腹胀，纳差，心悸，夜间不能平卧就诊，当时查心超显示EF 27%，BNP>5 000 pg/mL，cTnI 2.16，提示心肌炎导致心衰，给予营养心肌等治疗好转后回家休养，继续口服胺碘酮、地塞米松、呋塞米等治疗。1个月后因胸闷在上海某三甲医院住院治疗，BNP 1 500 pg/mL，cTnI 0.66，心超提示EF 45%，出院后长期口服盐酸曲美他嗪、卡维地洛等药病情相对稳定。1年后，因发热来我院就诊，此时心悸加剧，心超显示EF 27%，下腔静脉塌陷正常；BNP 118 pg/mL，cTnI 0.40，没有明显心力衰竭症状和体征。入院后追问患者病史，睡眠差，入睡困难，头晕及头痛，肩部疼痛，不能下床活动，乏力，担心家庭负担重，有消极想法，多思多虑，咽部有阻塞感，喜欢大声叹气。

▶ 诊断思维：

患者心功能不全诊断明确，但患者心力衰竭及心肌损伤并不严重，患者表现出的症状难以单纯用“心功能不全”这一诊断来全面阐释。此外，患者睡眠差、入睡困难，有消极想法、多思多虑，咽部阻塞感，喜欢大叹气等情绪及躯体化症状，因此，需要进行心理量表评估。SSS量表评分44分(表28)，提示中度躯体症状障碍。

表 28　案例 13 SSS 量表评分

躯体化症状自评量表(SSS)

姓名______性别___年龄___电话______评定日期______第___就诊
教育程度_______职业_______病程_______诊断_______药物_______

说明：您发病过程中可能存在下列各种症状，如果医生能确切了解您的这些症状，就能给您更多的帮助，对治疗有积极影响。请阅读并回答以下每一项栏目，**根据半年内发病情况，选择栏目中相关症状程度最严重的分值。**

* 没有：不存在
* 轻度：偶有几天存在或尚能忍受
* 中度：一半天数存在或希望缓解
* 重度：几乎每天存在或难以忍受

发病时存在的症状(在相应的症状上画○，可多选)	没有	轻度	中度	重度
头晕、头痛、头胀、头重，晕厥，眩晕，脑鸣	1	②	3	4
睡眠问题(入睡困难、多梦、噩梦、易惊醒、早醒、失眠或睡眠过多)	1	②	3	4
易疲劳乏力，行动困难，精力减退	1	②	3	4
兴趣减退，怕烦，情绪不佳，缺乏耐心	1	②	3	4
心血管症状(心慌、胸闷、胸痛、气短)	1	2	3	④
易着急紧张，或担忧害怕，甚至惊恐、濒死感或失控感	1	2	③	4
习惯操心，易纠结，多思多虑，且易产生消极想法	1	2	③	4
注意力减退，思考能力下降，健忘甚至恍惚	1	②	3	4
胃肠症状(胀、痛，反酸、嗳气，食欲差，便秘、便多，口干苦、恶心，消瘦)	1	2	3	④
疼痛(颈部、肩部、腰部、背部、腿部等)	1	②	3	4
敏感，易悲伤或伤心哭泣	1	②	3	4
手脚关节或身体某部位(麻木、僵硬、抽搐、颤抖、刺痛、怕冷)	1	②	3	4
视物模糊，眼睛干涩或胀痛，短期内视力下降	①	2	3	4
激动烦躁，易怒，对声音过敏，易受惊吓	1	②	3	4
追求完美，反复思考或重复做意义不大的事情	1	②	3	4
皮肤过敏、瘙痒、皮疹，或潮红、潮热、多汗	1	2	3	④
常关注健康问题，担心自己及家人生病	1	2	③	4
呼吸困难，憋闷或窒息感，喜大叹气，咳嗽，或胁肋痛	1	②	3	4
咽部不适、梗阻感，鼻腔干涩、鼻塞，耳鸣、耳塞	1	2	③	4
易尿频、尿急、尿痛，或会阴部不适	①	2	3	4

总分：44

以上任何症状，对工作、生活以及与人相处中是否产生困难？程度如何？
完全不困难(　)　有些困难(　)　非常困难(　)　极其困难(　)

▶ 治疗与随访：

患者给予“金三角”[血管紧张素转换酶抑制剂(ACEI)或血管紧张素受体阻滞剂(ARB)、β受体阻滞剂、醛固酮受体拮抗剂(MRA)]强化心衰药物的同时给予舍曲林50 mg qd口服(表29)。

表29 案例13诊治及用药情况

时间	随访+定期心理量表检测			药物调整	疗效
	SSS	GAD-7	PHQ-9		
0个月	44分	/	/	金三角强化心衰药物	
2周	41分	/	/	金三角强化心衰药物+舍曲林50 mg qd	
1个月	37分	/	/	金三角强化心衰药物+舍曲林50 mg qd	
2个月	34分	/	/	金三角强化心衰药物+舍曲林50 mg qd	
3个月	30分	/	/	金三角强化心衰药物+舍曲林50 mg qd	
6个月	23分	/	/	金三角强化心衰药物+舍曲林50 mg qd	

经6个月治疗，患者自述活动耐量明显好转，此时复查心脏超声显示EF 30%。治疗期间多系统不适症状逐渐好转甚至消失。

▶ 讨论：

本例患者罹患双心疾病，即躯体器质性疾病与心理障碍并存。此类患者常因原发疾病的显著症状而掩盖心理障碍，导致心理障碍被漏诊，进而使得患者症状迁延不愈，反过来又会影响原发疾病的预后与康复进程。当患者表现出由疾病诱发的负面情绪及多系统躯体不适症状时，运用心理量表进行评估显得尤为重要，以便及时准确地识别患者的心理障碍。该患者在接受心力衰竭的标准治疗（在当时慢性心力衰竭的规范化治疗药物是“金三角”，时至今日，随着医学的不断进步，心力衰竭的标准治疗已发展为“新四联”）后，虽未出现心衰急性发作的征象，但 SSS 量表评分高达 44 分，显著高于正常范围。随后，通过采用 SSRIs 类药物舍曲林进行治疗，6 个月后患者的 SSS 量表评分基本恢复至正常水平。

本案例深刻启示我们，在治疗心力衰竭的同时，对于疑似伴有心理障碍的患者，务必加强心理障碍的识别与治疗。值得注意的是，该患者所使用的 SSRIs 类新型抗抑郁药物相较于传统抗焦虑抑郁药物，展现出更高的安全性，不会增加不良心血管事件的发生风险，为临床用药提供了更为稳妥的选择。

案例14 如何诊治心功能不全伴有的心理障碍?

▶ **病史摘要:**

患者女,71岁。患者于2年前被确诊为“心力衰竭”,上海某知名医院心超提示左室舒张末期内径59 mm,EF 42%。本次住院治疗的目的是“头晕4月余”,同时合并失眠、心悸、咽部不适、尿频、乏力气短明显,不能外出,情绪不佳,易激动。住院行头颅磁共振检查:① 双侧半卵圆中心及左侧放射冠区域存在少许腔隙性梗死;② 老年脑,小脑萎缩。给予磺酸倍他司汀等治疗,无效果。自发病以来,患者睡眠差,腹胀纳差,体重有减轻。查体:血压96/56 mmHg,神清,焦虑面容,无颈静脉怒张,双肺呼吸音清,心率70 bpm,未闻及杂音。双下肢无水肿。目前口服药物有奥美沙坦酯片20 mg qd,以及螺内酯、美托洛尔、盐酸胺碘酮等。

▶ **诊断思路:**

患者头晕,血压偏低,停用奥美沙坦酯片之后,患者血压收缩压达108 mmHg,但是仍然头晕乏力,没有改善,此时提示患者头晕跟血压无相关性。结合患者临床不适的症状较多,有些症状不能用心功能不全来解释,且有情绪不佳的表现,因此,需要行心理量表筛查,结果显示SSS量表41分(表30),GAD-7量表8分,PHQ-9量表6分。提示患者合并心理障碍,轻度焦虑抑郁伴轻度躯体化症状。

表 30 案例 14 SSS 量表评分

躯体化症状自评量表(SSS)

姓名______ 性别____ 年龄____ 电话______ 评定日期______ 第____就诊
教育程度_______ 职业_______ 病程_______ 诊断_______ 药物_______

说明：您发病过程中可能存在下列各种症状，如果医生能确切了解您的这些症状，就能给您更多的帮助，对治疗有积极影响。请阅读并回答以下每一项栏目，**根据半年内发病情况，选择栏目中相关症状程度最严重的分值。**

* 没有：不存在
* 轻度：偶有几天存在或尚能忍受
* 中度：一半天数存在或希望缓解
* 重度：几乎每天存在或难以忍受

发病时存在的症状(在相应的症状上画○，可多选)	没有	轻度	中度	重度
头晕、头痛、头胀、头重，晕厥、眩晕，脑鸣	1	2	3	④
睡眠问题(入睡困难、多梦、噩梦、易惊醒、早醒、失眠或睡眠过多)	1	2	3	④
易疲劳乏力，行动困难，精力减退	1	2	③	4
兴趣减退，怕烦，情绪不佳，缺乏耐心	1	2	③	4
心血管症状(心慌、胸闷、胸痛、气短)	1	2	③	4
易着急紧张，或担忧害怕，甚至惊恐、濒死感或失控感	1	2	③	4
习惯操心，易纠结，多思多虑，且易产生消极想法	1	②	3	4
注意力减退，思考能力下降，健忘甚至恍惚	1	②	3	4
胃肠症状(胀、痛，反酸、嗳气，食欲差，便秘、便多，口干苦、恶心，消瘦)	①	2	3	4
疼痛(颈部、肩部、腰部、背部、腿部等)	①	2	3	4
敏感，易悲伤或伤心哭泣	①	2	3	4
手脚关节或身体某部位(麻木、僵硬、抽搐、颤抖、刺痛、怕冷)	1	②	3	4
视物模糊，眼睛干涩或胀痛，短期内视力下降	①	2	3	4
激动烦躁，易怒，对声音过敏，易受惊吓	1	②	3	4
追求完美，反复思考或重复做意义不大的事情	①	2	3	4
皮肤过敏、瘙痒、皮疹，或潮红、潮热、多汗	①	2	3	4
常关注健康问题，担心自己及家人生病	1	②	3	4
呼吸困难，憋闷或窒息感，喜大叹气，咳嗽，或胁肋痛	1	②	3	4
咽部不适、梗阻感，鼻腔干涩、鼻塞，耳鸣、耳塞	1	②	3	4
易尿频、尿急、尿痛，或会阴部不适	①	2	3	4

总分：41

以上任何症状，对工作、生活以及与人相处中是否产生困难？程度如何？
完全不困难(　) 有些困难(　) 非常困难(　) 极其困难(　)

治疗与随访：

根据量表评估，提示患者轻度焦虑抑郁，治疗上给予氟哌噻吨美利曲辛片1粒qd＋乌灵胶囊3粒tid口服治疗（表31）。经过3个月的治疗，患者症状消失。

表31　案例14诊治及用药情况

时间	随访＋定期心理量表检测			药物调整	疗效
	SSS	GAD-7	PHQ-9		
0个月	41分	8分	6分	氟哌噻吨美利曲辛片1粒qd＋乌灵胶囊3粒tid	
2周	21分	6分	3分	氟哌噻吨美利曲辛片1粒qd＋乌灵胶囊3粒tid	
1个月	21分	0分	1分	氟哌噻吨美利曲辛片1粒qd＋乌灵胶囊3粒tid	
3个月	20分	0分	0分	氟哌噻吨美利曲辛片1粒qd＋乌灵胶囊3粒tid	症状完全消除

讨论：

在本案例中，我们充分体会到从生物医学模式向生物-心理-社会医疗模式转变的意义。针对疑似双心疾病患者，我们需系统性地评估其真实病情。查体显示患者双肺呼吸音清，下肢无水肿，能平卧，心超提示EF 42%，提示患者心力衰竭处于相对稳定阶段。然而，这与患者所表现出的显著乏力、气短及活动能力受限等症状相矛盾。面对原发疾病无法合理解释的现象，临床医生需灵活调整诊断策略。患者还有头晕，但脑MRI检查并未发现腔隙性脑梗死，且患者伴有多系统症状及消极情绪。鉴于此，我们亟需对患者进行心理量表评估，以期及时发现并干预潜在的心理障碍。

案例 15 围产期心肌病心功能不全伴心理障碍的诊治

▶ **病史摘要：**

患者女，27 岁。患者自孕期 28 周时出现胸闷气短，此次为二胎，且孕双胞胎，当时检查心脏彩超显示 LA 45 mm、LVEF 57%，NT-proBNP 743 pg/mL，给予观察，无特殊用药。于孕 35 周+时，气促明显，D-二聚体 4.05 mg/L，心超显示 EF 37%，NT-proBNP 2 029 pg/mL，提示围产期心肌病，心衰发作。遂行剖宫产术，术后给予“呋塞米 20 mg qd、螺内酯 20 mg qd、美托洛尔 47.5 mg qd、沙库巴曲缬沙坦钠片 25 mg bid、利伐沙班 20 mg qd”治疗 2 个月，但是患者出现烦躁不安，容易紧张，严重失眠，每天只睡 2～3 个小时，而且多梦，脱发严重，遂来我院进一步就诊。

▶ **诊断思路：**

患者为围产期心肌病诊断明确，但是患者产后出现烦躁不安，容易紧张，严重失眠，多梦等症状，当警惕产后抑郁。因此行心理量表筛查，结果显示 SSS 量表 37 分(表 32)，GAD-7 量表 7 分，PHQ-9 量表 9 分。提示患者存在轻度焦虑抑郁伴轻度躯体化症状。

▶ **治疗与随访：**

在原心力衰竭的基础上，根据量表评估，提示患者轻度焦虑抑郁伴轻度躯体化症状。给予曲唑酮 50 mg qn 助眠及氟哌噻吨美利曲辛片 1 粒 qd 缓解焦虑抑郁的情绪障碍(表 33)。半年后多系统症状消失，停用氟哌噻吨美利曲辛片及曲唑酮。

表32 案例15 SSS量表评分

躯体化症状自评量表(SSS)

姓名______性别___年龄___电话______评定日期______第___就诊

教育程度______职业______病程______诊断______药物______

说明：您发病过程中可能存在下列各种症状，如果医生能确切了解您的这些症状，就能给您更多的帮助，对治疗有积极影响。请阅读并回答以下每一项栏目，**根据半年内发病情况，选择栏目中相关症状程度最严重的分值。**

* 没有：不存在
* 轻度：偶有几天存在或尚能忍受
* 中度：一半天数存在或希望缓解
* 重度：几乎每天存在或难以忍受

发病时存在的症状(在相应的症状上画○，可多选)	没有	轻度	中度	重度
头晕、头痛、头胀、头重，晕厥、眩晕，脑鸣	①	2	3	4
睡眠问题(入睡困难、多梦、噩梦、易惊醒、早醒、失眠或睡眠过多)	1	2	3	④
易疲劳乏力，行动困难，精力减退	1	②	3	4
兴趣减退，怕烦，情绪不佳，缺乏耐心	1	②	3	4
心血管症状(心慌、胸闷、胸痛、气短)	①	2	3	4
易着急紧张，或担忧害怕，甚至惊恐、濒死感或失控感	1	2	③	4
习惯操心，易纠结，多思多虑，且易产生消极想法	1	2	3	④
注意力减退，思考能力下降，健忘甚至恍惚	1	②	3	4
胃肠症状(胀、痛，反酸、嗳气，食欲差，便秘、便多，口干苦、恶心，消瘦)	①	2	3	4
疼痛(颈部、肩部、腰部、背部、腿部等)	①	2	3	4
敏感，易悲伤或伤心哭泣	1	②	3	4
手脚关节或身体某部位(麻木、僵硬、抽搐、颤抖、刺痛、怕冷)	①	2	3	4
视物模糊，眼睛干涩或胀痛，短期内视力下降	①	2	3	4
激动烦躁，易怒，对声音过敏，易受惊吓	1	②	3	4
追求完美，反复思考或重复做意义不大的事情	①	2	3	4
皮肤过敏、瘙痒、皮疹，或潮红、潮热、多汗	1	②	3	4
常关注健康问题，担心自己及家人生病	1	2	③	4
呼吸困难，憋闷或窒息感，喜大叹气，咳嗽，或胁肋痛	1	②	3	4
咽部不适、梗阻感，鼻腔干涩、鼻塞，耳鸣、耳塞	①	2	3	4
易尿频、尿急、尿痛，或会阴部不适	①	2	3	4

总分：37

以上任何症状，对工作、生活以及与人相处中是否产生困难？程度如何？

完全不困难（ ） 有些困难（ ） 非常困难（ ） 极其困难（ ）

表 33　案例 15 诊治及用药情况

时间	随访+定期心理量表检测			药物调整	疗效
	SSS	GAD-7	PHQ-9		
0个月	37分	7分	9分	心衰药物+曲唑酮 50 mg qn+氟哌噻吨美利曲辛片 1 粒 qd	
2周	33分	2分	4分	心衰药物+曲唑酮 50 mg qn+氟哌噻吨美利曲辛片 1 粒 qd	
3个月	25分	1分	1分	心衰药物+曲唑酮 50 mg qn+氟哌噻吨美利曲辛片 1 粒 qd	
6个月	23分	0分	0分	心衰药物	停用曲唑酮及氟哌噻吨美利曲辛片
12个月	23分	0分	0分	心衰药物	症状未再复发

讨论:

围产期心肌病的病因尚未明确,多发生于孕晚期至产后 5 个月,尤其在二胎孕妇中常见。其典型表现为心室扩大及充血性心衰,但预后通常良好。大多数患者接受心力衰竭药物强化治疗后,心功能可恢复。本案例中,患者初诊时 PHQ-9 量表、GAD-7 量表和 SSS 量表评分均偏高,经 6 个月曲唑酮、氟哌噻吨美利曲辛片及心力衰竭药物治疗后,焦虑抑郁情绪消失,巩固治疗 6 个月后停用抗抑郁药,但仍需心力衰竭药物治疗。

患者合并产后焦虑抑郁,源于心力衰竭及孕产双重压力,为本案独特之处。产后心理障碍有生理基础,如激素水平显著变化、机体不适应等，加之家庭因素、母亲角色转变、新生儿养育等，均可能成为诱因。临床医生面对产后患者，尤其是症状难以用心功能不全解释者，应警惕心理障碍可能，及时采用心理量表筛查，并积极干预治疗，以促进患者全面康复。

起搏器植入术后合并心理障碍诊治

人工心脏起搏器广泛地应用于心动过缓性心律失常的治疗，显著改善了心动过缓患者的症状及寿命。该项技术已成为心脏病学的一项重要治疗手段，但起搏器植入术作为一种严重应激源，可影响患者心理活动，患者由于对起搏器的作用以及使用缺乏了解或没有较强的适应能力，易产生焦虑、紧张等不良心理。该部分患者合并心理障碍的问题值得心内科医生重视。这主要表现在以躯体症状障碍及焦虑、抑郁为主，其实植入心脏起搏器前即有许多患者对该项手术存在恐惧心理。

起搏器植入后出现躯体症状障碍及焦虑、抑郁、人际敏感的心理障碍，可能与下列因素有关：① 患者对心脏起搏器的治疗效果抱有过高的期望值，术后仍有不同程度的躯体不适时，即对起搏器治疗产生疑虑，导致焦虑与抑郁。② 部分患者在意起搏器的使用年限，担心到期后会发生意外情况而出现焦虑不安，并存在一定的恐惧心理。③ 起搏器参数的设定未能更好地与患者自主心脏节律协调，亦是导致患者焦虑、躯体不适的原因之一。④ ICD的不恰当放电也是导致患者产生恐惧感的原因之一，继而导致焦虑抑郁。

目前，有研究显示心脏永久起搏器植入术后患者心理健康状况差，焦虑抑郁症状发生率为30%以上。其危险因素是经济拮据、负性生活事件、心律失常等。值得注意的是，术后存在焦虑、抑郁症状的患者，其心律失常不良事件的发生风险明显增高，通过抗焦虑抑郁药物、心理疏导等治疗，可明显减少患者的焦虑、抑郁症状，提高患者的生活质量。

案例 16 心衰 ICD 术后的心理疾病识别和治疗

▶ **病史摘要:**

患者男,64 岁。患者 5 年前因二尖瓣狭窄,于外院心外科行瓣膜置换术,于 1 年出现胸闷气短,心超提示左室舒张末内径 81 mm,EF 22%,1 个月前有晕厥 1 次,Holter 显示平均心率 74 次/分,室早 40 324 个,阵室早二联律 2 229 个,短阵室速 39 个。遂行 ICD 植入术,术后给予"沙库巴曲缬沙坦钠片 50 mg bid、螺内酯 20 mg qd、美托洛尔 23.75 mg qd、华法林 3.75 mg qd"药物治疗。但患者术后睡眠差,入睡困难,早醒,伴有头晕、心悸、腹胀、咽喉部异物感。在神内科就诊,完善头颅 MRI 及颈动脉 B 超检查均显示无明显异常。咽喉部有异物感,行喉镜提示咽喉部正常。近期腹胀加重,遂至心内科就诊,门诊医生拟"急性心衰发作"收入住院。病程中患者可以平卧,夜间无呼吸困难,双下肢不水肿,尿量可,体重无改变。

▶ **诊断思路:**

患者出现腹胀加重,门诊考虑心衰加重,但评估患者症状,结合患者夜间可以平卧,下肢无水肿,尿量可,双肺呼吸音清,血压 106/66 mmHg,临床症状与心衰不匹配,且入院后 NT-proBNP 1 302 pg/mL,不提示心衰急性发作。由于患者有多系统不适症状,如头晕,但神经内科相关检查并未发现异常;咽喉部有异物感,而喉镜检查显示正常;因此行心理量表评估,结果显示 SSS 量表 46 分(表 34),GAD-7 量表 0 分,PHQ-9

量表8分。故诊断患者为心衰、心律失常、频发室早，同时提示轻度抑郁伴躯体化症状。与患者沟通后得知，其合并心理障碍的根源在于过去5年内经历了2次心脏手术，且心衰程度较重。患者因此深感忧虑，担心自己可能会突然离世。

▶ **治疗与随访：**

在强化治疗原发病心衰的基础上，给予曲唑酮 50 mg qn＋舍曲林 50 mg qd(表35)。经过6个月的治疗，多项临床症状得到了显著缓解，自觉症状亦有所改善。在治疗第4个月时SSS量表评分已下降至23分，显示出积极的治疗进展。然而，遗憾的是，在治疗第6个月时复查心超显示心功能指标EF依然维持在22%较低水平。

▶ **讨论：**

患者经历心脏瓣膜疾病机械瓣置换术后，并发心功能不全、频发室性期前收缩、短阵室性心动过速，并接受了ICD植入手术。其心理障碍的根源在于心脏疾病的严重性，患者持续担忧自身生命安全，此病例为典型的双心疾病。经过治疗后，患者的多种不适症状得以消失。在治疗6个月时，采用SSS量表进行评估，其得分已降至20分，生活质量有了显著提升。然而，心脏超声检查结果显示，患者的左室射血分数以及左室舒张末内径并未得到改善。对于该患者而言，需要反思心功能未得到改善的原因，以便制定更为有效的治疗策略。

在临床上，心内科医生应提高对双心疾病的识别能力，并通过加强健康教育等认知干预手段，应用抗焦虑抑郁药物、心理疏导等方法，可以帮助患者更好地理解疾病，显著减轻患者的焦虑抑郁症状，进而提高其生活质量。

表 34 案例 16 SSS 量表评分

躯体化症状自评量表(SSS)

姓名______性别___年龄___电话______评定日期______第___就诊
教育程度______职业______病程______诊断______药物______

说明：您发病过程中可能存在下列各种症状，如果医生能确切了解您的这些症状，就能给您更多的帮助，对治疗有积极影响。请阅读并回答以下每一项栏目，**根据半年内发病情况，选择栏目中相关症状程度最严重的分值。**

* 没有：不存在
* 轻度：偶有几天存在或尚能忍受
* 中度：一半天数存在或希望缓解
* 重度：几乎每天存在或难以忍受

发病时存在的症状(在相应的症状上画○，可多选)	没有	轻度	中度	重度
头晕、头痛、头胀、头重，晕厥、眩晕，脑鸣	1	2	3	④
睡眠问题(入睡困难、多梦、噩梦、易惊醒、早醒、失眠或睡眠过多)	1	2	3	④
易疲劳乏力，行动困难，精力减退	1	2	③	4
兴趣减退，怕烦，情绪不佳，缺乏耐心	①	2	3	4
心血管症状(心慌、胸闷、胸痛、气短)	1	2	3	④
易着急紧张，或担忧害怕，甚至惊恐、濒死感或失控感	①	2	3	4
习惯操心，易纠结，多思多虑，且易产生消极想法	①	2	3	4
注意力减退，思考能力下降，健忘甚至恍惚	1	2	③	4
胃肠症状(胀、痛，反酸、嗳气，食欲差，便秘、便多，口干苦、恶心，消瘦)	1	2	3	④
疼痛(颈部、肩部、腰部、背部、腿部等)	①	2	3	4
敏感，易悲伤或伤心哭泣	①	2	3	4
手脚关节或身体某部位(麻木、僵硬、抽搐、颤抖、刺痛、怕冷)	①	2	3	4
视物模糊，眼睛干涩或胀痛，短期内视力下降	1	2	3	④
激动烦躁，易怒，对声音过敏，易受惊吓	①	2	3	4
追求完美，反复思考或重复做意义不大的事情	①	2	3	4
皮肤过敏、瘙痒、皮疹，或潮红、潮热、多汗	①	2	3	4
常关注健康问题，担心自己及家人生病	①	2	3	4
呼吸困难，憋闷或窒息感，喜大叹气，咳嗽，或胁肋痛	1	2	③	4
咽部不适、梗阻感，鼻腔干涩、鼻塞，耳鸣、耳塞	1	2	3	④
易尿频、尿急、尿痛，或会阴部不适	1	2	③	4

总分：46

以上任何症状，对工作、生活以及与人相处中是否产生困难？程度如何？
完全不困难(　)　有些困难(　)　非常困难(　)　极其困难(　)

表35　案例16诊治及用药情况

时间	随访+定期心理量表检测			药物调整	疗效
	SSS	GAD-7	PHQ-9		
0个月	46分	0分	8分	心衰药物+曲唑酮50 mg qn+舍曲林50 mg qd	因各种不适症状，无法下床活动
2周	53分	0分	7分	心衰药物+曲唑酮50 mg qn+舍曲林50 mg qd	症状分值升高但患者自述症状缓解，承认第一次测评时因不理解评估项目而致分值有点低
2个月	44分	0分	2分	心衰药物+曲唑酮50 mg qn+舍曲林50 mg qd	
3个月	33分	0分	0分	心衰药物+曲唑酮50 mg qn+舍曲林50 mg qd	
4个月	23分	0分	0分	心衰药物+曲唑酮50 mg qn+舍曲林50 mg qd	
6个月	20分	0分	0分	心衰药物+曲唑酮25 mg qn+舍曲林50 mg qd	复查心超：LVEF 22%，左室舒张末内径85 mm 不适症状消除，可正常活动

案例 17 心脏起搏器术后出现不明原因的症状，需要警惕心理障碍

病史摘要：

患者女，63 岁。因“活动后胸闷气短半月”入院，伴有乏力、心慌、胸闷。门诊 Holter 显示平均心率 46 次/分，总心率 65 480 次，最慢心率 25 次/分，有窦性停搏 3.5 秒，室性期前收缩 2 459 次，房性期前收缩 48 次。心脏超声提示左房稍大，余未见明显异常。遂收入院，行起搏器植入术。手术顺利，3 天后出院。但出院后症状加重，血压波动大，不易控制，有头晕、腹胀、失眠、易激动、对声音过敏，胸闷加重、纳差，甚至感到生活无意义，3 个月后来起搏器门诊随访。患者自发病以来，体重消瘦超过 5 kg，自己及医生怀疑得肿瘤，筛查肿瘤指标及行全身 PET/CT 检查均未见异常。严重睡眠障碍，脱发、早醒，易惊醒。

诊断思路：

根据患者的临床症状及 24 小时心电图结果，诊断“病态窦房结综合征”明确，并进行起搏器植入，术后出现多系统不适，因此需要心理量表评估，警惕合并心理障碍，结果显示 SSS 量表 51 分（表 36），GAD-7 量表 15 分，PHQ-9 量表 19 分。经与患者沟通，由于患者自认为“起搏器术后，心脏跳动依赖起搏器，一旦起搏器出故障便会威胁生命”，长期这种过分担忧而导致中至重度抑郁焦虑伴中度躯体化症状。

表36　案例17 SSS量表评分

躯体化症状自评量表(SSS)

姓名______性别___年龄___电话______评定日期______第___就诊
教育程度______职业______病程______诊断______药物______

说明：您发病过程中可能存在下列各种症状，如果医生能确切了解您的这些症状，就能给您更多的帮助，对治疗有积极影响。请阅读并回答以下每一项栏目，**根据半年内发病情况，选择栏目中相关症状程度最严重的分值。**

* 没有：不存在
* 轻度：偶有几天存在或尚能忍受
* 中度：一半天数存在或希望缓解
* 重度：几乎每天存在或难以忍受

发病时存在的症状(在相应的症状上画○，可多选)	没有	轻度	中度	重度
头晕、头痛、头胀、头重，晕厥、眩晕，脑鸣	1	2	③	4
睡眠问题(入睡困难、多梦、噩梦、易惊醒、早醒、失眠或睡眠过多)	1	2	3	④
易疲劳乏力，行动困难，精力减退	1	2	③	4
兴趣减退，怕烦，情绪不佳，缺乏耐心	1	2	③	4
心血管症状(心慌、胸闷、胸痛、气短)	1	2	③	4
易着急紧张，或担忧害怕，甚至惊恐、濒死感或失控感	①	2	3	4
习惯操心，易纠结，多思多虑，且易产生消极想法	1	2	3	④
注意力减退，思考能力下降，健忘甚至恍惚	1	2	③	4
胃肠症状(胀、痛，反酸、嗳气，食欲差，便秘、便多，口干苦、恶心，消瘦)	1	②	3	4
疼痛(颈部、肩部、腰部、背部、腿部等)	1	2	③	4
敏感，易悲伤或伤心哭泣	1	2	3	④
手脚关节或身体某部位(麻木、僵硬、抽搐、颤抖、刺痛、怕冷)	1	2	③	4
视物模糊，眼睛干涩或胀痛，短期内视力下降	①	2	3	4
激动烦躁，易怒，对声音过敏，易受惊吓	1	②	3	4
追求完美，反复思考或重复做意义不大的事情	1	2	③	4
皮肤过敏、瘙痒、皮疹，或潮红、潮热、多汗	1	②	3	4
常关注健康问题，担心自己及家人生病	1	②	3	4
呼吸困难，憋闷或窒息感，喜大叹气，咳嗽，或胁肋痛	1	②	3	4
咽部不适、梗阻感，鼻腔干涩、鼻塞，耳鸣、耳塞	①	2	3	4
易尿频、尿急、尿痛，或会阴部不适	1	②	3	4

总分：51

以上任何症状，对工作、生活以及与人相处中是否产生困难？程度如何？
完全不困难(　)　有些困难(　)　非常困难(　)　极其困难(　)

▶ 治疗与随访：

根据量表评估给予舍曲林 50 mg qd，因严重失眠选择多塞平 25 mg qn 口服治疗＋心理疏导治疗(表 37)。经过 3 个月的治疗，SSS 量表评分下降至 20 分，临床症状迅速消失，患者恢复社交。

表 37　案例 17 诊治与用药情况

时间	随访＋定期心理量表检测			药物调整	疗效
	SSS	GAD-7	PHQ-9		
0 个月	51 分	15 分	19 分	舍曲林 50 mg qd＋多塞平 25 mg qn＋心理疏导	
4 周	26 分	3 分	1 分	舍曲林 50 mg qd＋多塞平 25 mg qn＋心理疏导	血压稳定
2 个月	21 分	0 分	0 分	舍曲林 50 mg qd＋多塞平 25 mg qn＋心理疏导	回归社交
3 个月	20 分	0 分	0 分	舍曲林 50 mg qd＋多塞平 25 mg qn＋心理疏导	回归社交 症状完全消除

▶ 讨论：

据研究显示，心脏起搏器植入术后，约有 30%的患者会遭遇需医学干预的心理障碍。本案例中的患者，合并中至重度抑郁焦虑及躯体化症状，这些症状主要源于患者对心脏起搏器缺乏了解，过度担忧这一体内异物可能对身体造成的负面影响，进而引发了中等程度的心理障碍。幸运的是，该患者接受了起搏器植入手术，并遵循了常规随访流程，心理障碍的诊断过程得以顺利进行，未遇波折。

鉴于病程相对较短，加之及时的心理治疗，患者的认知水平得到了迅速提升。在治疗后3个月,通过SSS量表的评估,其得分由51分显著降低至20分。

在这类患者中,由于对疾病缺乏了解而产生的恐惧情绪十分常见。因此,临床医生应高度重视对该类疾病的筛查工作,确保及时诊断并给予有效的干预治疗。在手术前,对患者进行起搏器的详细介绍,帮助其正确理解起搏器的工作机制;手术后,通过耐心的交流来消除患者的担忧和顾虑,并及时进行心理疏导,这些措施都有助于降低心理障碍的发生率并减轻其程度。

对于植入心脏起搏器的患者,当其出现无法解释的躯体症状时,临床医生应迅速识别是否存在心理障碍,并给予适当的治疗。这样做不仅可以减少患者的病痛,还有助于消除其心理障碍,提升整体治疗效果。

案例 18 心脏起搏器术后被各种不适症状缠绕究竟何为？

▶ 病史摘要：

患者女，58 岁。2 年前因窦性停搏在外院植入双腔起搏器，近 2 年来出现胸闷、气短，头晕、头胀，咳嗽，喜深呼吸，腹胀腹痛，睡眠差，易疲劳，精力减退，担忧害怕，颈部及肩部疼痛。曾多次就诊于心内科、呼吸科、神经内科、消化科、骨科等，多次血液化验，未能明确病因，腹部 B 超提示胆囊结石，手术切除后，腹胀腹痛的症状仍然存在。行胃镜检查提示慢性胃炎，Hp 阳性，遂行抗 Hp 治疗，仍然无好转。因头晕行头颅 CT 提示腔隙性脑梗死；颈动脉 B 超显示内膜毛糙。近期出现胸闷加重。遂至我院心内科门诊就诊。

查体：神清，精神可，心脏听诊（—），双肺呼吸音清，双下肢不肿。

▶ 诊断思路：

患者经外科手术治疗并切除胆囊结石后，腹胀腹痛的症状不能消失，我们需要思考这些症状是否与目前临床诊断一致。因此，需要另辟蹊径，结合患者出现多系统症状，虽然在多个科室多次就诊，仍然未能明确病因，需要评估心理量表，结果显示 SSS 量表 43 分（表 38），GAD-7 量表 5 分，PHQ-9 量表 8 分。提示患者轻度焦虑抑郁伴中度躯体化症状。

表38　案例18 SSS量表评分

躯体化症状自评量表(SSS)

姓名______性别___年龄___电话______评定日期______第___就诊
教育程度_______职业_______病程_______诊断_______药物_______

说明：您发病过程中可能存在下列各种症状，如果医生能确切了解您的这些症状，就能给您更多的帮助，对治疗有积极影响。请阅读并回答以下每一项栏目，**根据半年内发病情况，选择栏目中相关症状程度最严重的分值。**

* 没有：不存在
* 轻度：偶有几天存在或尚能忍受
* 中度：一半天数存在或希望缓解
* 重度：几乎每天存在或难以忍受

发病时存在的症状(在相应的症状上画○，可多选)	没有	轻度	中度	重度
头晕、头痛、头胀、头重，晕厥、眩晕，脑鸣	1	2	③	4
睡眠问题(入睡困难、多梦、噩梦、易惊醒、早醒、失眠或睡眠过多)	1	2	③	4
易疲劳乏力，行动困难，精力减退	1	2	③	4
兴趣减退，怕烦，情绪不佳，缺乏耐心	1	2	③	4
心血管症状(心慌、胸闷、胸痛、气短)	1	2	③	4
易着急紧张，或担忧害怕，甚至惊恐、濒死感或失控感	1	②	3	4
习惯操心，易纠结，多思多虑，且易产生消极想法	1	②	3	4
注意力减退，思考能力下降，健忘甚至恍惚	1	2	③	4
胃肠症状(胀、痛，反酸、嗳气，食欲差，便秘、便多，口干苦、恶心，消瘦)	1	②	3	4
疼痛(颈部、肩部、腰部、背部、腿部等)	1	②	3	4
敏感，易悲伤或伤心哭泣	1	②	3	4
手脚关节或身体某部位(麻木、僵硬、抽搐、颤抖、刺痛、怕冷)	1	②	3	4
视物模糊，眼睛干涩或胀痛，短期内视力下降	1	②	3	4
激动烦躁，易怒，对声音过敏，易受惊吓	1	②	3	4
追求完美，反复思考或重复做意义不大的事情	①	2	3	4
皮肤过敏、瘙痒、皮疹，或潮红、潮热、多汗	①	2	3	4
常关注健康问题，担心自己及家人生病	①	2	3	4
呼吸困难，憋闷或窒息感，喜大叹气，咳嗽，或胁肋痛	1	②	3	4
咽部不适、梗阻感，鼻腔干涩、鼻塞，耳鸣、耳塞	1	②	3	4
易尿频、尿急、尿痛，或会阴部不适	①	2	3	4

总分：43

以上任何症状，对工作、生活以及与人相处中是否产生困难？程度如何？
完全不困难(　)　有些困难(　)　非常困难(　)　极其困难(　)

治疗与随访：

根据量表评估，患者为中度躯体化症状，故选择舍曲林治疗；因失眠，给予曲唑酮 50 mg qd；消化道症状严重，给予舒必利 50 mg bid 口服治疗(表 39)。经过 3 个月治疗后，SSS 量表评分下降至 23 分，PHQ-9 量表评分降至 1 分，临床不适症状基本改善。

表 39　案例 18 诊治及用药情况

时间	随访＋定期心理量表检测			药物调整	疗效
	SSS	GAD-7	PHQ-9		
0 个月	43 分	5 分	8 分	曲唑酮 50 mg qd＋舍曲林 50 mg qd＋舒必利 50 mg bid	
2 周	29 分	1 分	2 分	曲唑酮 50 mg qd＋舍曲林 50 mg qd＋舒必利 50 mg bid	
1.5 个月	26 分	1 分	2 分	曲唑酮 50 mg qd＋舍曲林 50 mg qd＋舒必利 50 mg bid	
3 个月	23 分	0 分	1 分	曲唑酮 50 mg qd＋舍曲林 50 mg qd	

讨论：

此案例具有双心疾病的典型特征。患者经历起搏器植入手术后，呈现出一系列跨越多个生理系统的症状，最终经详细诊断被确认为心理障碍。在采用抗抑郁药物治疗后，患者的多种不适感迅速减轻，并在 3 个月的随访中，通过 SSS 量表评估，其得分由 43 分降低至 23 分。值得注意的是，起搏器植入患者群体中约有 30%会遭遇心理障碍问题，这提示临床医生务必加强对心理障碍的筛查力度，特别是在患者报告有躯体多系统不适症状，且经过多项医学检查均未发现器质性病变、常规治疗效果不佳的情况下，应及时采用心理评估量表进行筛查。

当前，躯体症状障碍、抑郁症及焦虑症已成为综合医院各科室接诊的常见病种，特别是躯体症状障碍患者的就诊比例在综合医院中尤为突出。因此，综合医院的医生若能掌握这些疾病的特征，无疑将显著提升对此类疾病的识别敏感度。在日常医疗实践中，我们应遵循生物-心理-社会的全新医学模式，不仅需细致观察患者的生理症状，还需具备敏锐的洞察力，理解患者的内心世界。同时，要善于运用心理测评工具，全面分析患者的症状表现、情绪状态及人格特质，从而为躯体症状障碍等心理疾病的准确识别、有效诊断及科学治疗提供有力支持。

睡眠障碍合并心理障碍诊治

睡眠作为人类不可或缺的生理需求，是各器官功能恢复与机体生长发育的关键环节，且在维持注意力、警觉性、记忆力、学习能力及执行功能等认知领域扮演着重要角色。睡眠障碍的出现，往往预示着多种躯体、心理乃至精神疾病的潜在风险。因此，在临床实践中，全面解析睡眠障碍的发病机制与诱因，并深入探讨睡眠障碍与焦虑抑郁情绪、失眠与认知功能、焦虑抑郁情绪与认知功能之间的复杂联系，对于制定最优治疗方案至关重要。

睡眠与觉醒构成了一个周期性的生理转换过程，共同维系着生物学的昼夜节律。在哺乳动物中，下丘脑视交叉上核作为生物钟的核心，通过视网膜下丘脑束的直接调节以及膝状体下丘束的间接调节，精准调控睡眠与觉醒的节律。中脑网状结构的去甲肾上腺素神经元对于维持觉醒状态尤为关键，而中缝背核的5-羟色胺能细胞则参与调节非快速眼动睡眠(NREM)与快速眼动睡眠(REM)之间的平衡。具体而言，NREM睡眠对REM睡眠具有抑制作用，而脑桥网状结构的胆碱能细胞则负责启动和维持REM睡眠。中枢神经系统内这些结构的相互作用，确保了慢波睡眠(深度睡眠)与快波睡眠的交替出现，前者促进躯体休息与能量储备，与合成代谢密切相关；后者则有助于脑功能的恢复。

通常，一个完整的睡眠周期由长时间的 NREM 睡眠与短暂的 REM 睡眠交替组成，夜间经历 4～5 个这样的周期。优质的睡眠既依赖于足够的时间长度，也取决于睡眠的深度与质量。健康成年人每天所需的睡眠时间为 7～8 小时，其中 NREM 睡眠与 REM 睡眠的比例大约为 3∶1，被视为比较舒适的睡眠状态。

睡眠障碍则是指个体在睡眠过程中因“量”的不足或“质”的低下所引发的一系列身心不良反应，涵盖睡眠不足、过度睡眠、入睡困难、睡眠中断，以及与睡眠相关的异常心理与行为等。睡眠障碍不仅映射了个体的生理与生活状态，更是心理健康状况的晴雨表。多种疾病均可干扰正常睡眠，而睡眠状况的变化亦能影响疾病的进展。精神疾病与睡眠障碍之间的高共病率，部分归因于它们共享的生理基础，睡眠障碍甚至可能是某些精神疾病的早期预警信号。

焦虑症患者常伴有入睡困难、夜间频繁觉醒、多梦及睡眠时间缩短等睡眠障碍。多导睡眠图研究显示，深睡眠减少与早醒、REM 睡眠密度显著下降密切相关。长期失眠是焦虑症恶化的风险因素之一，而苯二氮䓬类药物能有效改善焦虑症患者的睡眠质量，延长总睡眠时间，减少觉醒次数，主要通过延长 NREM 睡眠的第Ⅲ期并缩短慢波睡眠来实现，对 REM 睡眠的影响相对较小。新型抗焦虑药物如丁螺环酮则能显著增加慢波睡眠，而不影响 REM 睡眠，而巴比妥类药物因抑制 REM 睡眠而较少用于抗焦虑治疗。

抑郁症患者的睡眠障碍特征包括生物节律紊乱、早醒、入睡困难及夜间觉醒次数增多，约 60%的抑郁症患者以睡眠障碍为首发症状。多导睡眠图研究揭示，抑郁症患者睡眠潜伏期延长、总睡眠时间减少、觉醒次数增多、睡眠效率下降，NREM 睡眠尤其是慢波睡眠减少，而 REM 睡眠潜伏期缩短，后者被视为重性抑郁症的重要生物标志物。抗抑郁药物如三环类抗抑郁药(TCAs)、选择性 5-羟色胺再摄取抑制剂(SSRIs)可抑制 REM 睡眠，选择性剥夺 REM 睡眠具有抗抑郁作用。研究显示，多数门诊及住院抑郁症患者 REM 密度增加，提示抑制 REM 睡眠可能是抗抑郁治疗的关键，同时增加慢波睡眠也具有重要意义。5-HT_2 受体阻断剂在治疗抑郁症时，能显著增加慢波睡眠。值得注意的是，抑郁症与失眠之间存在双向关系，睡眠障碍不仅是抑郁症的常见症状，也是抑郁症复发的独立危险因素，甚至可能诱发自杀倾向，形成抑郁与失眠相互作用的恶性循环。

总之，睡眠障碍合并心理障碍时，其病因复杂且机制尚不完全明了。在治疗策略上，需同步关注睡眠障碍本身与焦虑抑郁情绪的干预，采取综合性的治疗措施，以期达到最佳的疗效。

案例19 失眠治疗6个月依然睡不着的治疗方案调整

▶ 病史摘要：

患者女，62岁。自诉因为工作压力大，导致长期失眠4年，表现为入睡困难，多梦，凌晨2～3点就醒来，不再入睡。曾在某三甲医院睡眠科就诊，给予各种安定类药物治疗6个月，每天给予酒石酸唑吡坦片5 mg（半片）和曲唑酮25 mg（半粒），但效果并不明显，睡眠仍然很差。患者又至另一知名三甲医院就诊，专家建议患者在口服原药的基础上，可以应用一些辅助的手段，比如快走1万步、练瑜伽、打坐等，但失眠依然如故。因患者有胸闷、心悸，遂来我院双心门诊就诊。来之前10天，因为睡眠仍然较差，患者把曲唑酮加到每晚1粒（50 mg），仍然效果不佳。患者除睡眠问题外，还有兴趣减退，疲劳乏力，胸闷，多思多虑，易产生消极想法，有强迫感，视力下降明显，写字手震颤，消瘦，体重在短时间内下降5 kg，也常担心自己和家人生病等。

▶ 诊断思路：

患者除了睡眠障碍外，还存在负性情绪问题，如兴趣减退，疲劳乏力，多思多虑，易产生消极想法，有强迫感，视力下降明显，写字手震颤，消瘦体重在短时间内下降5 kg，也常担心自己和家人生病，因此需要进行心理量表评估。结果显示SSS量表42分（表40），PHQ-9量表13分，GAD-7量表9分。提示患者不单纯是睡眠障碍问题，还有轻度抑郁焦虑伴中度躯体化症状。

表 40　案例 19 SSS 量表评分

躯体化症状自评量表(SSS)

姓名______性别___年龄___电话______评定日期______第___就诊
教育程度______职业______病程______诊断______药物______

说明：您发病过程中可能存在下列各种症状，如果医生能确切了解您的这些症状，就能给您更多的帮助，对治疗有积极影响。请阅读并回答以下每一项栏目，**根据半年内发病情况，选择栏目中相关症状程度最严重的分值。**

* 没有：不存在
* 轻度：偶有几天存在或尚能忍受
* 中度：一半天数存在或希望缓解
* 重度：几乎每天存在或难以忍受

发病时存在的症状(在相应的症状上画○，可多选)	没有	轻度	中度	重度
头晕、头痛、头胀、头重，晕厥、眩晕，脑鸣	1	②	3	4
睡眠问题(入睡困难、多梦、噩梦、易惊醒、早醒、失眠或睡眠过多)	1	2	3	④
易疲劳乏力，行动困难，精力减退	1	2	③	4
兴趣减退，怕烦，情绪不佳，缺乏耐心	1	②	3	4
心血管症状(心慌、胸闷、胸痛、气短)	1	②	3	4
易着急紧张，或担忧害怕，甚至惊恐、濒死感或失控感	1	②	3	4
习惯操心，易纠结，多思多虑，且易产生消极想法	1	2	③	4
注意力减退，思考能力下降，健忘甚至恍惚	1	②	3	4
胃肠症状(胀、痛，反酸、嗳气，食欲差，便秘、便多，口干苦、恶心，消瘦)	1	2	③	4
疼痛(颈部、肩部、腰部、背部、腿部等)	①	2	3	4
敏感，易悲伤或伤心哭泣	①	2	3	4
手脚关节或身体某部位(麻木、僵硬、抽搐、颤抖、刺痛、怕冷)	1	②	3	4
视物模糊，眼睛干涩或胀痛，短期内视力下降	1	2	③	4
激动烦躁，易怒，对声音过敏，易受惊吓	①	2	3	4
追求完美，反复思考或重复做意义不大的事情	1	2	③	4
皮肤过敏、瘙痒、皮疹，或潮红、潮热、多汗	1	②	3	4
常关注健康问题，担心自己及家人生病	1	②	3	4
呼吸困难，憋闷或窒息感，喜大叹气，咳嗽，或胁肋痛	①	2	3	4
咽部不适、梗阻感，鼻腔干涩、鼻塞，耳鸣、耳塞	①	2	3	4
易尿频、尿急、尿痛，或会阴部不适	①	2	3	4

总分：42

以上任何症状，对工作、生活以及与人相处中是否产生困难？程度如何？
完全不困难(　)　有些困难(　)　非常困难(　)　极其困难(　)

▶ **治疗与随访:**

根据量表评估结果,提示治疗需要加强抗焦虑抑郁药物,早上舍曲林 50 mg 口服,晚上曲唑酮加服到 100 mg。2 周后复诊,测评结果显示 SSS 量表 32 分,PHQ-9 量表 4 分,GAD-7 量表 2 分。治疗 2 个月复诊,测评结果显示 SSS 量表 25 分,PHQ-9 量表 3 分,GAD-7 量表 0 分。3 个月后所有症状全部消失,测评结果显示 SSS 量表、PHQ-9 量表以及 GAD-7 量表分值全部正常,特别是停用酒石酸唑吡坦片,患者也能很好睡眠,视力也不再进一步下降,消化道症状消失,食欲改善,体重有所增长,即使写毛笔字手也不会震颤了。

▶ **讨论:**

根据《2018 中国睡眠数据报告》显示,中国人的睡眠质量已经明显降低。从 2013 年到 2018 年,中国人均睡眠时长已由 8.8 个小时降至 6.5 个小时,约 38.2%的中国人有睡眠问题,比全球平均高出 11.2%;20～35 岁年轻人的睡眠时间平均值为 7.5 小时,最短仅仅 4 个小时,68%的年轻人表示每天根本“睡不够”。

睡眠障碍往往作为焦虑、抑郁或躯体化症状的一种并发表现,而非其直接诱因,因此,仅针对睡眠障碍本身进行治疗往往难以触及问题的根本,犹如缘木求鱼,效果有限。在本案例中,患者 SSS 量表、GAD-7 量表和 PHQ-9 量表的评分均显著高于正常范围。经过 2 周的抗焦虑抑郁药物治疗后,患者的睡眠质量得到了显著改善;持续治疗 3 个月后,所有临床不适症状均完全消失,再次复查 SSS 量表、GAD-7 量表和 PHQ-9 量表,各项评分均已回归至正常范围。

鉴于此,我们强烈建议对睡眠障碍患者进行常规的心理量表筛查与评估。通过心理量表的科学应用，我们可以更加精准地识别患者是否存在心理障碍。对于睡眠障碍与焦虑抑郁之间的因果关系，我们需要进行深入细致的分析。而心理量表作为一种客观、量化的评价工具，在此过程中发挥着不可替代的作用，它为我们提供了科学、准确的判断依据。

案例20 失眠是更年期造成的吗？还是另有隐情？

▶ **病史摘要：**

患者女，49岁。因失眠伴心悸半年加重1个月就诊。在外院做了很多检查，如心电图、心脏彩超、甲状腺功能、冠脉CTA均提示未见明显异常，Holter显示偶发房早。近1个月，患者越来越担心自己及家人的健康问题。伴有肠胃功能差，腹胀、腹泻，肠镜检查未见异常；有尿频，但尿常规提示正常；脾气越来越大，情绪越来越差；月经不规律，有潮热、易出汗。目前在某中医院就诊，考虑更年期症状，给予口服汤药(具体成分不详)＋乌灵胶囊＋地西泮治疗3个月，仍然无好转。自发病以来食欲差、消瘦明显，失眠较为严重，表现为入睡困难、早醒、多梦。患者因近期心悸加重，故来我院心内科门诊就诊。

▶ **诊断思路：**

患者以睡眠障碍为主要临床症状，然而在治疗过程中，地西泮并不能有效缓解失眠。因此，我们需要深入思考引起患者睡眠障碍原因。患者虽合并多系统症状，但常规检查结果却提示无异常，因此需要筛查心理量表。结果显示SSS量表44分(表41)，PHQ-9量表16分，GAD-7量表9分。提示患者不仅有睡眠问题，还有轻度焦虑、中度抑郁伴中度躯体化症状。

▶ **治疗与随访：**

根据量表评估，我们针对焦虑抑郁病因治疗，给予帕罗西汀 20 mg qd＋曲唑酮 50 mg qn 口服治疗(表 42)。经过 2 周治疗，患者睡眠好转，但治疗期间曾因家庭变故导致症状加重，建议患者进行心理治疗，1 个月后好转。

▶ **讨论：**

本案例中的患者呈现中度抑郁症状，针对其失眠问题采用地西泮进行对症治疗时，往往难以达到理想的疗效。在处理此类病例时，治疗重点应放在针对心理障碍的病因学上，明确是抑郁情绪引发了睡眠障碍，而非睡眠障碍诱发抑郁。在本案例中，通过有效缓解抑郁症状，患者在停用曲唑酮后，睡眠状况未出现紊乱。睡眠障碍与抑郁症之间存在着密切的双向关联：一方面，绝大多数抑郁症患者均伴有睡眠障碍；另一方面，失眠也被视为抑郁症的一个独立风险因素，睡眠障碍可诱发抑郁症，甚至加剧抑郁症患者的自杀倾向。因此，抑郁与失眠构成了一种相互作用的共病状态，呈现出双向循环的特点。

在临床治疗失眠患者的过程中，医生需关注以下几个关键点：① 准确识别失眠症状背后可能伴随的心理障碍。② 警惕安定类药物的滥用及其导致的成瘾性问题。③ 明确是失眠诱发了焦虑抑郁情绪，还是焦虑抑郁症状伴随了失眠问题。此外，对于顽固性失眠的治疗，并非一定需要依赖于安眠药物。

表41 案例20 SSS量表评分

躯体化症状自评量表(SSS)

姓名______性别____年龄____电话______评定日期______第____就诊
教育程度_______职业_______病程_______诊断_______药物_______

说明：您发病过程中可能存在下列各种症状，如果医生能确切了解您的这些症状，就能给您更多的帮助，对治疗有积极影响。请阅读并回答以下每一项栏目，**根据半年内发病情况，选择栏目中相关症状程度最严重的分值。**

* 没有：不存在
* 轻度：偶有几天存在或尚能忍受
* 中度：一半天数存在或希望缓解
* 重度：几乎每天存在或难以忍受

发病时存在的症状(在相应的症状上画○，可多选)	没有	轻度	中度	重度
头晕、头痛、头胀、头重，晕厥、眩晕，脑鸣	①	2	3	4
睡眠问题(入睡困难、多梦、噩梦、易惊醒、早醒、失眠或睡眠过多)	1	2	3	④
易疲劳乏力，行动困难，精力减退	1	2	③	4
兴趣减退，怕烦，情绪不佳，缺乏耐心	1	2	③	4
心血管症状(心慌、胸闷、胸痛、气短)	1	②	3	4
易着急紧张，或担忧害怕，甚至惊恐、濒死感或失控感	1	②	3	4
习惯操心，易纠结，多思多虑，且易产生消极想法	1	2	3	④
注意力减退，思考能力下降，健忘甚至恍惚	1	②	3	4
胃肠症状(胀、痛，反酸、嗳气，食欲差，便秘、便多，口干苦、恶心，消瘦)	1	②	3	4
疼痛(颈部、肩部、腰部、背部、腿部等)	①	2	3	4
敏感，易悲伤或伤心哭泣	1	2	③	4
手脚关节或身体某部位(麻木、僵硬、抽搐、颤抖、刺痛、怕冷)	1	②	3	4
视物模糊，眼睛干涩或胀痛，短期内视力下降	1	②	3	4
激动烦躁，易怒，对声音过敏，易受惊吓	①	2	3	4
追求完美，反复思考或重复做意义不大的事情	①	2	3	4
皮肤过敏、瘙痒、皮疹，或潮红、潮热、多汗	1	②	3	4
常关注健康问题，担心自己及家人生病	1	2	3	④
呼吸困难，憋闷或窒息感，喜大叹气，咳嗽，或胁肋痛	1	②	3	4
咽部不适、梗阻感，鼻腔干涩、鼻塞，耳鸣、耳塞	①	2	3	4
易尿频、尿急、尿痛，或会阴部不适	1	②	3	4

总分： 44

以上任何症状，对工作、生活以及与人相处中是否产生困难？程度如何？
完全不困难（ ） 有些困难（ ） 非常困难（ ） 极其困难（ ）

表 42　案例 20 诊治及用药情况

时间	随访+定期心理量表检测			药物调整	疗效
	SSS	GAD-7	PHQ-9		
0 个月	44 分	9 分	16 分	帕罗西汀 20 mg qd+曲唑酮 50 mg qn	
2 周	37 分	7 分	11 分	帕罗西汀 20 mg qd+曲唑酮 50 mg qn	睡眠好转
2 个月	25 分	0 分	3 分	帕罗西汀 20 mg qd+曲唑酮 50 mg qn	睡眠较好
3 个月	23 分	0 分	1 分	帕罗西汀 20 mg qd+曲唑酮 50 mg qn	睡眠较好
6 个月	35 分	5 分	7 分	帕罗西汀 20 mg qd+曲唑酮 50 mg qn+心理治疗	家庭变故，症状加重
7 个月	26 分	0 分	3 分	帕罗西汀 20 mg qd+曲唑酮 50 mg qn+心理治疗	睡眠好转
8 个月	23 分	0 分	1 分	帕罗西汀 20 mg qd+曲唑酮 50 mg qn+心理治疗	睡眠正常
9 个月	21 分	0 分	0 分	帕罗西汀 20 mg qd+曲唑酮 25 mg qn	睡眠正常
12 个月	22 分	0 分	0 分	帕罗西汀 20 mg qd	睡眠正常
15 个月	21 分	0 分	0 分	帕罗西汀 10 mg qd	睡眠正常，症状消除

青少年厌学背后的心理问题

《中国国民心理健康发展报告(2019—2020)》揭示,我国青少年抑郁症的平均发病率高达24.6%,其中重症发病率为7.4%。在发达地区,这一发病率更为显著,且女生相较于男生、独生子女相较于非独生子女更易罹患。研究指出,女性性别、住校生活、单亲家庭背景、网络成瘾、尝试吸烟与饮酒行为、过去一年内遭受的严重伤害以及校园欺凌等因素,均为影响青少年抑郁症状的关键因素。抑郁症的发病机制错综复杂,至今尚未完全明确。

近年来,我国多地青少年厌学现象屡见不鲜。面对物质条件的极大改善和学习环境的优化,许多人对青少年厌学、休学及其引发的家庭矛盾感到困惑不解。然而,青少年厌学并非源于不知珍惜,而是他们正承受着巨大的心理痛苦,这种痛苦往往迫使他们做出厌学的选择。这一系列问题的根源,在于青少年严重的心理问题,尤其是抑郁症。

青少年抑郁症患者往往首先表现出学习兴趣的丧失,进而引发厌学行为。家长们发现,原本乖巧的孩子变得颓废沮丧、焦虑不安,频繁逃学,拒绝上学,对学业失去兴趣,沉迷于手机,不愿与家长沟通。随着病情的恶化,患者对几乎所有事物都失去兴趣，体验快乐的能力大幅下降，逐渐回避社交活动。他们几乎不再与同龄人互动，在家时拒绝外出，甚至不愿离开房间，尽量减少与他人的接触，饮食和作息也变得极不规律。在食欲和体重方面，青少年抑郁症患者呈现出两极化趋势：部分患者食欲减退，体重下降；而另一部分患者则食欲增加，体重上升，尤其在青春期女生中更为明显。这一现象一方面与通过大量摄入高脂肪、高热量食物来缓解心理压力、寻求安慰有关；另一方面，也与抑郁症导致的活动量减少密切相关。

青少年抑郁是导致厌学的重要因素，而其根源则深藏于家庭、校园、社会和社区之中。切实解决青少年所面临的校园霸凌、家庭冲突等具体问题，是缓解青少年抑郁厌学的基础。

此外，青少年抑郁症患者通常具有情绪不稳定、敏感多疑、人际关系紧张、退缩回避、自我价值感低、自卑感强以及缺乏自信等性格特点。他们还可能表现出神经质、完美主义、高依赖性和高自我批评等人格特质，这些特质对抑郁症的发作、病程和治疗效果均产生影响。然而，家长们往往将这些明显的抑郁症状误解为学习压力大、学业紧张，仅从补充营养和休息等角度进行弥补，或采用心灵鸡汤式的教育方式，而忽视了带孩子到专业的精神卫生医疗机构就诊，从而错过了最佳治疗时机。

家长和老师通常在青少年厌学问题非常明显时才会察觉。许多家长平时对孩子的兴趣点和学习动机了解不足，面对强烈抗拒的孩子时常常感到束手无策、焦虑不安。有责任心的家长在此时会深刻反思，认真探究孩子厌学背后的真正原因，并与学校老师、社会机构、互助团体等合作，努力解决孩子所面临的问题,将他们从厌学的边缘拉回。

青少年抑郁症患者除了情绪问题外,还可能伴有躯体症状障碍,如睡眠障碍、心悸、胸痛、头晕、颈肩痛等。在笔者门诊中,大多数前来就诊的孩子最初是因心脏问题而来,而非心理问题。当遇到青少年心悸、胸闷及胸痛等症状时,如经检查未发现器质性心脏病,则不能简单告知心脏功能正常,而应进一步筛查心理量表,如SSS量表、PHQ-9量表、GAD-7量表等。

由于青少年及其家长往往存在病耻感,不愿接受抑郁症的诊断,更不愿到专科医院就诊。因此,对于轻至中度抑郁症患者,应及时给予引导和治疗;对于重度抑郁症患者,则应请专业团队及时进行自杀危机干预。家庭问题往往是青少年心理问题的首要因素,因此,在治疗青少年抑郁症时,家庭治疗尤为重要。

案例21 高中生学霸厌学，是叛逆还是抑郁症？

▶ **病史摘要：**

患者女，17岁，高二。患者母亲一直在不断抱怨女儿，说一年后就要高考了，女儿好像越来越不听话，学习动力不如以前，在紧张的学习情况下，不好好学习，反而迷上了看灵异小说，同时经常和妈妈说头晕、心慌、腰酸背痛，容易紧张害怕，记忆力下降，失眠，喜欢躲在自己的房间里，而且把门反锁，不让家长进入她的房间，不知道她在里面干什么，学习成绩也出现明显下降。其母亲认为女儿现在的状态是青春叛逆期。

因患者有胸闷、心慌来就诊，当告知患者存在焦虑抑郁心理问题时，这位母亲并不太认可，母亲认为这是青春叛逆期遇到了学习压力问题，但在专业的量表评估结果面前，又不得不承认。

▶ **诊断思路：**

中学生因承受着巨大的学业压力，成为焦虑抑郁的高发人群。本案患者心理量表测评结果显示SSS量表50分（表43），GAD-7量表17分，PHQ-9量表15分。不言而喻，患者存在焦虑抑郁和躯体化症状，而不是简单的失眠。给予舍曲林50 mg qd＋曲唑酮50 mg qn口服＋心理治疗＋家庭治疗。

▶ **治疗与随访：**

患者经治疗的第1天，失眠即有改善，10天后复诊查SSS量表评分下降至34分，PHQ-9量表评分下降至6分，GAD-7

量表评分下降至11分。患者及其父母信心倍增,6周后复诊查SSS量表评分下降至25分,PHQ-9量表5分,GAD-7量表5分。继续同前药物+心理治疗20次,1年后SSS量表评分下降至22分(表44),PHQ-9量表2分,GAD-7量表1分,治疗维持到高考结束后开始药物减量。

▶ **讨论:**

青少年厌学往往存在心理及躯体化症状问题,他们发病时通常多次就诊于综合医院非精神心理专科,临床医生需要及时筛查心理量表。该案例表明,使用专业量表进行评估比较有说服力,可以降低父母对焦虑抑郁诊治的阻抗。目前我国这一发病人群数量较大,对于心理问题家长往往存在病耻感,不愿接受孩子为抑郁症这一诊断,更不愿意至精神专科就诊。基于这种情况,综合医院非精神心理专科医生,应当勇于承担这一疾病的救治使命,及时识别并指引患者去专业机构寻求帮助,减少本该可以避免的人间悲剧。

本案例患者父母文化水平较高,刚开始担心药物的副作用会不会使得孩子变笨,但看到孩子经治疗后学习成绩逐渐上升,便打消了此番顾虑。担心药物副作用带来中枢神经的二次伤害,这是青少年父母普遍关心的问题,科学研究和临床实践证明,药物不会使得孩子"变笨",相反不服药,患者的心理问题得不到解决,才会使患者失去学习能力。本案例患者经过持续药物治疗+心理咨询,躯体不适症状几乎消失,性格恢复到以前,活泼又自信。后随访,患者母亲告知,女儿高考发挥正常,已被一所重点大学重点专业录取。

表43 案例21 SSS量表评分

躯体化症状自评量表(SSS)

姓名______性别____年龄____电话______评定日期______第____就诊
教育程度______职业______病程______诊断______药物______

说明：您发病过程中可能存在下列各种症状，如果医生能确切了解您的这些症状，就能给您更多的帮助，对治疗有积极影响。请阅读并回答以下每一项栏目，**根据半年内发病情况，选择栏目中相关症状程度最严重的分值。**

* 没有：不存在
* 轻度：偶有几天存在或尚能忍受
* 中度：一半天数存在或希望缓解
* 重度：几乎每天存在或难以忍受

发病时存在的症状(在相应的症状上画○，可多选)	没有	轻度	中度	重度
头晕、头痛、头胀、头重，晕厥、眩晕，脑鸣	1	②	3	4
睡眠问题(入睡困难、多梦、噩梦、易惊醒、早醒、失眠或睡眠过多)	1	2	3	④
易疲劳乏力，行动困难，精力减退	1	2	3	④
兴趣减退，怕烦，情绪不佳，缺乏耐心	1	2	③	4
心血管症状(心慌、胸闷、胸痛、气短)	1	2	③	4
易着急紧张，或担忧害怕，甚至惊恐、濒死感或失控感	1	2	3	④
习惯操心，易纠结，多思多虑，且易产生消极想法	1	2	3	④
注意力减退，思考能力下降，健忘甚至恍惚	1	2	③	4
胃肠症状(胀、痛，反酸、嗳气，食欲差，便秘、便多，口干苦、恶心，消瘦)	①	2	3	4
疼痛(颈部、肩部、腰部、背部、腿部等)	1	2	③	4
敏感，易悲伤或伤心哭泣	1	2	③	4
手脚关节或身体某部位(麻木、僵硬、抽搐、颤抖、刺痛、怕冷)	1	2	③	4
视物模糊，眼睛干涩或胀痛，短期内视力下降	1	②	3	4
激动烦躁，易怒，对声音过敏，易受惊吓	1	②	3	4
追求完美，反复思考或重复做意义不大的事情	1	2	3	④
皮肤过敏、瘙痒、皮疹，或潮红、潮热、多汗	①	2	3	4
常关注健康问题，担心自己及家人生病	①	2	3	4
呼吸困难，憋闷或窒息感，喜大叹气，咳嗽，或胁肋痛	①	2	3	4
咽部不适、梗阻感，鼻腔干涩、鼻塞，耳鸣、耳塞	①	2	3	4
易尿频、尿急、尿痛，或会阴部不适	①	2	3	4

总分：50

以上任何症状，对工作、生活以及与人相处中是否产生困难？程度如何？
完全不困难( ) 有些困难( ) 非常困难( ) 极其困难( )

表44　案例21 SSS量表评分(1年后复查)

躯体化症状自评量表(SSS)

姓名______性别___年龄___电话______评定日期______第___就诊
教育程度_______职业_______病程_______诊断_______药物_______

说明：您发病过程中可能存在下列各种症状，如果医生能确切了解您的这些症状，就能给您更多的帮助，对治疗有积极影响。请阅读并回答以下每一项栏目，**根据半年内发病情况，选择栏目中相关症状程度最严重的分值。**

* 没有：不存在
* 轻度：偶有几天存在或尚能忍受
* 中度：一半天数存在或希望缓解
* 重度：几乎每天存在或难以忍受

发病时存在的症状(在相应的症状上画○，可多选)	没有	轻度	中度	重度
头晕、头痛、头胀、头重，晕厥、眩晕，脑鸣	①	2	3	4
睡眠问题(入睡困难、多梦、噩梦、易惊醒、早醒、失眠或睡眠过多)	1	②	3	4
易疲劳乏力，行动困难，精力减退	①	2	3	4
兴趣减退，怕烦，情绪不佳，缺乏耐心	①	2	3	4
心血管症状(心慌、胸闷、胸痛、气短)	①	2	3	4
易着急紧张，或担忧害怕，甚至惊恐、濒死感或失控感	①	2	3	4
习惯操心，易纠结，多思多虑，且易产生消极想法	①	2	3	4
注意力减退，思考能力下降，健忘甚至恍惚	①	2	3	4
胃肠症状(胀、痛，反酸、嗳气，食欲差，便秘、便多，口干苦、恶心，消瘦)	①	2	3	4
疼痛(颈部、肩部、腰部、背部、腿部等)	①	2	3	4
敏感，易悲伤或伤心哭泣	1	②	3	4
手脚关节或身体某部位(麻木、僵硬、抽搐、颤抖、刺痛、怕冷)	①	2	3	4
视物模糊，眼睛干涩或胀痛，短期内视力下降	①	2	3	4
激动烦躁，易怒，对声音过敏，易受惊吓	①	2	3	4
追求完美，反复思考或重复做意义不大的事情	①	2	3	4
皮肤过敏、瘙痒、皮疹，或潮红、潮热、多汗	①	2	3	4
常关注健康问题，担心自己及家人生病	①	2	3	4
呼吸困难，憋闷或窒息感，喜大叹气，咳嗽，或胁肋痛	①	2	3	4
咽部不适、梗阻感，鼻腔干涩、鼻塞，耳鸣、耳塞	①	2	3	4
易尿频、尿急、尿痛，或会阴部不适	①	2	3	4

总分：22

以上任何症状，对工作、生活以及与人相处中是否产生困难？程度如何？
完全不困难（　）　有些困难（　）　非常困难（　）　极其困难（　）

案例22 初中生学霸厌学，是叛逆还是抑郁症？

▶ **病史摘要：**

患者女，14岁，初中。近1年，患者学习成绩下降。小学是个学霸，曾是无数家长羡慕的“别人家的孩子”，近期已经无法正常学习，母亲百思不得其解，认为孩子不听话了，叛逆了，听不进大人的忠告了，与母亲关系下降至冰点。同时，患者出现严重的精力减退、头晕、胸闷、快乐感消失、易激惹。在老师的及时提醒下，来到了当地精神专科就诊，给予“舍曲林50 mg qd＋丙戊酸钠缓释片0.2 mg qd＋喹硫平25 mg qn”治疗3个月，患者症状无好转，甚至出现了剧烈胸痛，有濒死感。患者自述脑子不听使唤，有无数个声音干扰她的学习，严重的头晕和胸部憋闷让她感到生不如死。经当地医生推荐至我院的双心门诊就诊。

家族史：患者近亲属无精神疾病及相关遗传病史。

▶ **诊断思路：**

给予患者做心理量表评估，结果显示SSS量表54分(表45)，GAD-7量表17分，PHQ-9量表20分。心理量表结果提示患儿存在中至重度焦虑抑郁伴躯体化症状。从SSS量表看，患者有失控感与濒死感，与孩子沟通中发现，患者处于考试排名的极度惊恐之中，诱发本病的原因不难得出是学习的不恰当压力所致。

▶ **治疗与随访：**

调整方案为度洛西汀60 mg qd＋奥氮平2.5 mg qn(表46)。

表45　案例22 SSS量表评分

躯体化症状自评量表(SSS)

姓名______性别____年龄____电话______评定日期______第____就诊
教育程度______职业______病程______诊断______药物______

说明：您发病过程中可能存在下列各种症状，如果医生能确切了解您的这些症状，就能给您更多的帮助，对治疗有积极影响。请阅读并回答以下每一项栏目，**根据半年内发病情况，选择栏目中相关症状程度最严重的分值。**

* 没有：不存在
* 轻度：偶有几天存在或尚能忍受
* 中度：一半天数存在或希望缓解
* 重度：几乎每天存在或难以忍受

发病时存在的症状(在相应的症状上画○，可多选)	没有	轻度	中度	重度
头晕、头痛、头胀、头重，晕厥、眩晕，脑鸣	1	2	3	④
睡眠问题(入睡困难、多梦、噩梦、易惊醒、早醒、失眠或睡眠过多)	1	2	③	4
易疲劳乏力，行动困难，精力减退	1	2	③	4
兴趣减退，怕烦，情绪不佳，缺乏耐心	1	2	③	4
心血管症状(心慌、胸闷、胸痛、气短)	1	2	3	④
易着急紧张，或担忧害怕，甚至惊恐、濒死感或失控感	1	2	③	4
习惯操心，易纠结，多思多虑，且易产生消极想法	1	2	③	4
注意力减退，思考能力下降，健忘甚至恍惚	1	2	③	4
胃肠症状(胀、痛，反酸、嗳气，食欲差，便秘、便多，口干苦，恶心，消瘦)	1	2	3	④
疼痛(颈部、肩部、腰部、背部、腿部等)	1	②	3	4
敏感，易悲伤或伤心哭泣	1	②	3	4
手脚关节或身体某部位(麻木、僵硬、抽搐、颤抖、刺痛、怕冷)	1	②	3	4
视物模糊，眼睛干涩或胀痛，短期内视力下降	1	2	③	4
激动烦躁，易怒，对声音过敏，易受惊吓	1	②	3	4
追求完美，反复思考或重复做意义不大的事情	1	2	③	4
皮肤过敏、瘙痒、皮疹，或潮红、潮热、多汗	①	2	3	4
常关注健康问题，担心自己及家人生病	1	②	3	4
呼吸困难，憋闷或窒息感，喜大叹气，咳嗽，或胁肋痛	1	2	③	4
咽部不适、梗阻感，鼻腔干涩、鼻塞，耳鸣、耳塞	1	2	3	④
易尿频、尿急、尿痛，或会阴部不适	①	2	3	4

总分：54

以上任何症状，对工作、生活以及与人相处中是否产生困难？程度如何？
完全不困难(　)　有些困难(　)　非常困难(　)　极其困难(　)

表 46　案例 22 诊治及用药情况

时间	随访+定期心理量表检测			药物调整	疗效
	SSS	GAD-7	PHQ-9		
0 个月	54 分	17 分	20 分	度洛西汀 60 mg qd+奥氮平 2.5 mg qn	
2 周	61 分	21 分	26 分	度洛西汀 60 mg qd+奥氮平 2.5 mg qn	虽然分数未降，但濒死感好转
1 个月	61 分	18 分	17 分	度洛西汀 60 mg qd+奥氮平 2.5 mg qn	自述较前症状好转
1.5 个月	53 分	12 分	21 分	度洛西汀 60 mg qd+奥氮平 2.5 mg qn	自述症状好转
2.5 个月	47 分	18 分	19 分	度洛西汀 60 mg qd+奥氮平 2.5 mg qn	上课可以听进去了
3.5 个月	41 分	15 分	12 分	度洛西汀 60 mg qd+奥氮平 2.5 mg qn	自述全身轻松了许多
5.5 个月	44 分	12 分	10 分	度洛西汀 60 mg qd+曲唑酮 50 mg qn	失眠多梦，学习成绩好转
18 个月	34 分	6 分	9 分	度洛西汀 60 mg qd+曲唑酮 25 mg qn	睡眠好转
24 个月	30 分	8 分	11 分	度洛西汀 60 mg qd	面临中考压力
28 个月	34 分	7 分	7 分	度洛西汀 60 mg qd	考进当地最好的高中

▶ 讨论：

本案例患者在治疗过程中并不是一帆风顺，治疗好转缓慢，甚至 SSS 量表评分在治疗过程中曾出现上升情况，医生和患者家长均很煎熬。治疗过程中患者母亲很排斥“精神科”及“心理科”，多次拒绝心理治疗的建议，该患者的治疗并不能达到专业医生的预期，SSS量表、GAD-7量表和PHQ-9量表评分虽然与就诊前比较进步不少，但是一直未能降至正常。

此案例中的患者家长反映了当前社会上广泛存在的对精神心理障碍的普遍误解与偏见，他们在治疗此类疾病时往往伴随着强烈的羞耻感。家长们更倾向于认为孩子罹患的是身体器官疾病，而非心理障碍，即便不得不正视心理障碍的事实，也往往抵触前往精神心理专科接受专业诊疗。在这一方面，我国相较于发达国家尚存在一定的差距，这既要求我国传统文化在观念上展现出更大的包容性，也呼吁社会各界对精神心理障碍患者给予更多的关爱与正确引导，不要戴着有色眼镜看待他们。此外，我国综合医院中非精神心理专科的医生也亟需被鼓励积极参与到心理障碍的诊断与治疗中，以共同推动精神心理健康领域的进步与发展。

创伤后应激障碍诊治

创伤后应激障碍(posttraumatic stress disorder, PTSD)是指突发性、威胁性或灾难性生活事件导致个体延迟出现和长期持续存在的精神障碍,其临床表现包括闯入性(重新体验)症状、回避(回避麻木)症状和激惹性(警觉性)增高三大核心症状群。PTSD作为一种精神障碍,由于其发病率高、病程长、难以治愈,严重影响身心健康。

PTSD有四个典型症状,包括:① 侵入性记忆:患者会不由自主地反复回忆起创伤经历,包括当时的场景、声音、感受等。这些记忆可能突然恢复,出现闪回的症状,仿佛突然回到创伤的那一刻,体验到当时的身体感受和情绪。② 回避:患者会极力避免与创伤相关的人、地点、活动或想法,因为这些会引发强烈的痛苦情绪。他们可能会避开一切与创伤有关的刺激,以减轻内心的冲突和痛苦。③ 思维和心境上的消极变化:患者可能会发现自己的思维模式变得消极,对自我、世界和他人持有负面的看法。他们可能感到对未来绝望,对自己的力量和信任产生怀疑。④ 身体和情绪反应的变化:患者可能会表现出易受惊吓、睡眠障碍、易怒等情绪反应。他们对某些事物的反应发生了变化,可能对小事作出过度反应,并感到持续的焦虑和不安。这些症状会严重影响患者的日常生活和人际关系，需要及时的心理咨询和医疗支持来进行治疗和管理。

大病初愈患者长期处于负面情绪之中，易发生 PTSD，PTSD 较重患者常感觉与外界疏远，导致家庭成员之间亲密度逐步降低，且患者因对外界敏感性高，面对成员之间的鼓励与支持，多采取不合作态度，导致家庭功能差。家庭功能降低后，成员之间冷漠、缺乏协作，又会降低患者信息获取能力，增加疾病不确定感，导致患者屈服、回避应激事件、消极应对倾向。良好的家庭功能可通过情感沟通，帮助患者降低负面事件压力，促使患者采取积极的应对方式面对应激事件。

尚有部分 PTSD 患者需要专业的医生帮助，面对危机与挑战时，临床医生与家庭成员及时识别心理障碍，采取相应的措施来缓解情绪，对改善原发病预后具有积极的意义。

案例23 爆发性心肌炎创伤后应激障碍

病史摘要：

患者女，36岁，中学物理教师。孕7个月时被诊断为爆发性心肌炎，在上海知名三甲医院心内科监护室治疗，由于病情危重进行了ECMO治疗，经过1个月的抢救治疗后康复出院，但胎儿未能保住。此后一直在心内科随访，半年后心超提示心功能完全恢复正常，EF 65%。但患者仍然感到胸闷、气短，甚至走不动路，出现严重的失眠、头晕、失控感及濒死感。

诊断思路：

患者重症心肌炎后心超提示心功能已恢复正常，但患者无法行走，有难以用客观指标解释的胸闷、气短及濒死感。按照《在心血管科就诊患者的心理处方中国专家共识》2020版建议，行心理量表检查，结果显示SSS量表47分（表47），GAD-7量表11分，PHQ-9量表14分。提示患者存在中度焦虑抑郁伴中度躯体化症状。

治疗与随访：

根据量表评估，给予舍曲林50 mg qd＋曲唑酮25 mg qn＋舒肝解郁胶囊2粒bid＋心理疏导。4个月后复查量表，结果显示SSS量表23分（表48），GAD-7量表0分，PHQ-9量表0分。患者症状基本消除。

讨论：

本案例揭示了重大疾病后心理创伤难以自愈的问题，特别是对于那些无法通过家庭功能得到有效修复的人群，专业心理援助显得尤为重要。该患者在接受心理咨询的过程中，逐渐认识到失去胎儿是其内心症结所在，通过专业心理咨询师的引导，患者成功重建了思维模式，并辅以药物治疗，最终有效解决了其心理问题。

此类案例在临床实践中应引起专科医师的高度重视。专科医师需及时识别重症患者出院后可能罹患的创伤后应激障碍(PSTD)，这一障碍往往给患者带来严重的心理障碍，影响原发病的康复进程。因此，及时给予患者针对性的治疗，对于促进其全面康复至关重要。

此外，对于此类患者，采用SSS量表进行筛查，不仅有助于发现患者的躯体化障碍，还是评估其治疗效果、判断病情好转的重要客观手段。这一量表的应用，将为专科医师提供更加精准、科学的诊断依据，从而进一步提升患者的治疗质量和康复效果。

表 47　案例 23 SSS 量表评分

躯体化症状自评量表(SSS)

姓名______ 性别___ 年龄___ 电话______ 评定日期______ 第___就诊
教育程度______ 职业______ 病程______ 诊断______ 药物______

说明：您发病过程中可能存在下列各种症状，如果医生能确切了解您的这些症状，就能给您更多的帮助，对治疗有积极影响。请阅读并回答以下每一项栏目，**根据半年内发病情况，选择栏目中相关症状程度最严重的分值。**

* 没有：不存在
* 轻度：偶有几天存在或尚能忍受
* 中度：一半天数存在或希望缓解
* 重度：几乎每天存在或难以忍受

发病时存在的症状(在相应的症状上画○，可多选)	没有	轻度	中度	重度
头晕、头痛、头胀、头重，晕厥，眩晕，脑鸣	1	2	3	④
睡眠问题(入睡困难、多梦、噩梦、易惊醒、早醒、失眠或睡眠过多)	1	2	3	④
易疲劳乏力，行动困难，精力减退	1	2	3	④
兴趣减退，怕烦，情绪不佳，缺乏耐心	1	2	③	4
心血管症状(心慌、胸闷、胸痛、气短)	1	②	3	4
易着急紧张，或担忧害怕，甚至惊恐、濒死感或失控感	1	2	3	④
习惯操心，易纠结，多思多虑，且易产生消极想法	1	2	③	4
注意力减退，思考能力下降，健忘甚至恍惚	①	2	3	4
胃肠症状(胀、痛，反酸、嗳气，食欲差，便秘、便多，口干苦、恶心，消瘦)	①	2	3	4
疼痛(颈部、肩部、腰部、背部、腿部等)	1	②	3	4
敏感，易悲伤或伤心哭泣	1	②	3	4
手脚关节或身体某部位(麻木、僵硬、抽搐、颤抖、刺痛、怕冷)	1	②	3	4
视物模糊，眼睛干涩或胀痛，短期内视力下降	1	2	③	4
激动烦躁，易怒，对声音过敏，易受惊吓	1	2	③	4
追求完美，反复思考或重复做意义不大的事情	1	②	3	4
皮肤过敏、瘙痒、皮疹，或潮红、潮热、多汗	①	2	3	4
常关注健康问题，担心自己及家人生病	1	②	3	4
呼吸困难，憋闷或窒息感，喜大叹气，咳嗽，或胁肋痛	①	2	3	4
咽部不适，梗阻感，鼻腔干涩、鼻塞，耳鸣、耳塞	1	②	3	4
易尿频、尿急、尿痛，或会阴部不适	①	2	3	4

总分：47

以上任何症状，对工作、生活以及与人相处中是否产生困难？程度如何？
完全不困难(　) 有些困难(　) 非常困难(　) 极其困难(　)

表 48　案例 23 SSS 量表评分(4 个月后复查)

躯体化症状自评量表(SSS)

姓名______性别___年龄___电话______评定日期______第___就诊
教育程度______职业______病程______诊断______药物______

说明：您发病过程中可能存在下列各种症状，如果医生能确切了解您的这些症状，就能给您更多的帮助，对治疗有积极影响。请阅读并回答以下每一项栏目，**根据半年内发病情况，选择栏目中相关症状程度最严重的分值。**

* 没有：不存在
* 轻度：偶有几天存在或尚能忍受
* 中度：一半天数存在或希望缓解
* 重度：几乎每天存在或难以忍受

发病时存在的症状(在相应的症状上画○，可多选)	没有	轻度	中度	重度
(头晕)、头痛、头胀、头重，晕厥、眩晕，脑鸣	1	②	3	4
睡眠问题(入睡困难、多梦、噩梦、易惊醒、早醒、失眠或睡眠过多)	①	2	3	4
易疲劳乏力，行动困难，精力减退	①	2	3	4
兴趣减退，怕烦，情绪不佳，缺乏耐心	①	2	3	4
心血管症状(心慌、胸闷、胸痛、气短)	①	2	3	4
易着急(紧张)，或担忧害怕，甚至惊恐、濒死感或失控感	1	②	3	4
习惯操心，易纠结，多思多虑，且易产生消极想法	①	2	3	4
注意力减退，思考能力下降，健忘甚至恍惚	①	2	3	4
胃肠症状(胀、痛，反酸、嗳气，食欲差，便秘、便多，口干苦、恶心，消瘦)	①	2	3	4
疼痛(颈部、肩部、腰部、背部、腿部等)	①	2	3	4
敏感，易悲伤或伤心哭泣	①	2	3	4
手脚关节或身体某部位(麻木、僵硬、抽搐、颤抖、刺痛、怕冷)	①	2	3	4
视物(模糊)，眼睛干涩或胀痛，短期内视力下降	1	②	3	4
激动烦躁，易怒，对声音过敏，易受惊吓	①	2	3	4
追求完美，反复思考或重复做意义不大的事情	①	2	3	4
皮肤过敏、瘙痒、皮疹，或潮红、潮热、多汗	①	2	3	4
常关注健康问题，担心自己及家人生病	①	2	3	4
呼吸困难，憋闷或窒息感，喜大叹气，咳嗽，或胁肋痛	①	2	3	4
咽部不适、梗阻感，鼻腔干涩、鼻塞，耳鸣、耳塞	①	2	3	4
易尿频、尿急、尿痛，或会阴部不适	①	2	3	4

总分：23

以上任何症状，对工作、生活以及与人相处中是否产生困难？程度如何？
完全不困难(　)　有些困难(　)　非常困难(　)　极其困难(　)

应激性心肌病诊治

应激性心肌病又称 Takotsubo 心肌病、心尖球形综合征等，是一种由生理或情绪因素引发的短暂性左心室壁功能障碍，其临床表现、心电图及心肌标志物与急性冠脉综合征很相似，最初由日本学者提出。其发病机制目前主要有交感神经过度兴奋、儿茶酚胺毒性、冠脉痉挛、内皮功能障碍及雌激素缺乏、左室流出道梗阻等学说。

应激性心肌病诊断应与急性冠脉综合征进行鉴别，特别是当超声心动图和临床表现不符合急性冠脉综合征表现时，应该仔细回顾一下患者身体或情绪方面是否存在诱因。然而，应激性心肌病可以在没有任何刺激情绪或生理压力的情况下出现。只要符合梅奥诊所的四项标准，诊断即可成立：① 短暂的局部左室壁功能障碍（运动障碍、运动减弱和运动能力下降），超出单一心外膜血管的供应范围；除个别罕见类型。② 心电图新发 ST 段抬高或 T 波倒置，或肌钙蛋白升高。③ 血管造影证据显示没有斑块或冠状动脉阻塞。④ 无心肌炎或嗜铬细胞瘤。

应激性心肌病常被认为是一种良性疾病，然而越来越多的研究表明，其院内死亡率和并发症发生率均较高，并存在约

10%的复发风险。物理诱因、急性神经精神疾病、高肌钙蛋白水平和入院时低射血分数可作为院内并发症的独立预测因素。在长期随访期间，不良事件发生率为9.9%，死亡率为5.6%。

应激性心肌病在治疗上，目前上仍然以防治心力衰竭、左室流出道梗阻、心律失常等为主。然而，在针对该病的心理治疗领域，尚存在明显的空白，未能得到充分的重视。鉴于此，我们建议对应激性心肌病患者实施及时且全面的量表筛查，以精准识别其心理状态。即使是轻度心理障碍患者，也应被视为需要心理干预的重点对象，采取必要的心理干预措施。

案例 24 十年试管辅助生殖之路的大喜大悲

病史摘要：

患者女，38 岁。患者自 28 岁起，因不孕问题开始接受试管婴儿辅助生殖技术的治疗。在河南当地医院，患者经历了 5 次试管婴儿尝试，但遗憾的是，均以失败告终。后经多方了解，患者前来我院寻求进一步治疗。本次是我院为患者进行的第 3 次试管婴儿尝试，也是患者的第 8 次总体尝试。在胚胎移植术后 6 周，超声检查显示患者处于早孕状态。然而，就在当天夜间，患者突然感到剧烈的胸闷和胸痛，且症状持续不缓解，长达 4 小时之久。心电图检查显示，I 导联、aVL 导联以及胸前导联的 T 波出现深倒置(图 3)，同时 CK-Mb 水平异常。患者随即前往上海某知名三甲医院的心内科就诊，被诊断为急性冠脉综合征。医生建议患者进行冠脉造影以进一步明确病情，但考虑到患者已历经 8 次试管婴儿手术，且本次移植成功来之不易，一旦进行冠脉造影，可能会对胎儿造成不可逆转的影响，导致前功尽弃。因此，患者强烈表达了希望保留胎儿的意愿，并毅然决定签字拒绝进行冠脉造影。3 天后，患者出院。

鉴于患者曾在我院生殖科接受试管婴儿辅助生殖技术治疗，且目前处于早孕状态并出现心脏不适症状，患者再次来到我院心内科就诊，寻求在保障胎儿安全的前提下，能否进行有效的治疗。

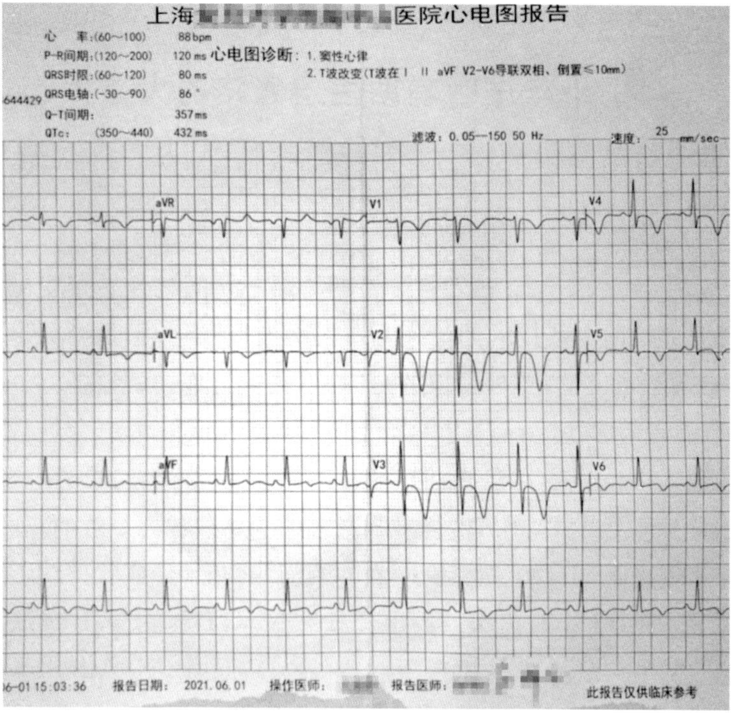

图 3　案例 24 心电图报告

▶ **诊断思路:**

年轻女性,无高血压、糖尿病等冠心病的危险因素,且孕前常规心电图及心超均正常,发病后在我院行心超检查也未见明显异常,尤其是与急性冠脉综合征常见的室壁运动障碍不一致。结合患者本次是第 8 次行试管辅助技术,精神压力极大,提示应激性心肌病。因此,行心理量表检查,结果显示 SSS 量表 36 分(表 49),GAD-7 量表 4 分,PHQ-9 量表 1 分。

▶ **治疗与随访:**

患者目前处于孕早期,经综合评估,病情稳定。鉴于

ACEI和美托洛尔等药物均对胎儿发育存在潜在危害，我们决定采取观察为主的策略，暂不给予药物治疗。同时，注意到患者合并有躯体化障碍，我们建议患者进行心理咨询。患者随后返回河南当地医疗机构定期接受心理疏导。在回访中，患者表示心理疏导过程让她感到心理负担大大减轻，心理状态得到改善，病情一直保持稳定，未再出现胸闷、胸痛等不适症状。进入孕中期后，当地医院鉴于患者的心脏病史，建议进行心脏磁共振检查以评估心脏功能状况。患者寻求我们的意见，我们基于专业考量，建议患者无需进行此项检查。最终，患者于2022年1月顺利分娩一名健康的男婴，母子平安。

▶ **讨论：**

本案例提示，患者可能存在惊恐障碍，这一状况有可能诱发应激性心肌病的发生。应激性心肌病通常被视为一种预后良好的疾病，尽管其临床表现与急性冠脉综合征高度相似，但冠脉造影检查往往会显示冠脉血管处于正常状态。值得注意的是，在短时间内进行左室造影时，会观察到特征性的“鱼篓样”改变，但这种改变通常会迅速恢复正常。在治疗方面，除了针对心力衰竭、心律失常以及左室流出道梗阻等临床症状进行治疗外，对于应激性心肌病患者，我们还建议进行心理量表的筛查。即使像本例患者一样，仅存在轻度心理障碍，也需要采取适当的干预措施，以确保患者的全面康复。

表49　案例24 SSS量表评分

躯体化症状自评量表(SSS)

姓名______性别___年龄___电话______评定日期______第___就诊
教育程度_______职业_______病程_______诊断_______药物_______

说明：您发病过程中可能存在下列各种症状，如果医生能确切了解您的这些症状，就能给您更多的帮助，对治疗有积极影响。请阅读并回答以下每一项栏目，**根据半年内发病情况，选择栏目中相关症状程度最严重的分值。**

* 没有：不存在
* 轻度：偶有几天存在或尚能忍受
* 中度：一半天数存在或希望缓解
* 重度：几乎每天存在或难以忍受

发病时存在的症状(在相应的症状上画○，可多选)	没有	轻度	中度	重度
头晕、头痛、头胀、头重，晕厥、眩晕，脑鸣	1	②	3	4
睡眠问题(入睡困难、多梦、噩梦、易惊醒、早醒、失眠或睡眠过多)	1	2	③	4
易疲劳乏力，行动困难，精力减退	1	2	③	4
兴趣减退，怕烦，情绪不佳，缺乏耐心	1	②	3	4
心血管症状(心慌、胸闷、胸痛、气短)	1	2	③	4
易着急紧张，或担忧害怕，甚至惊恐、濒死感或失控感	1	2	③	4
习惯操心，易纠结，多思多虑，且易产生消极想法	1	②	3	4
注意力减退，思考能力下降，健忘甚至恍惚	①	2	3	4
胃肠症状(胀、痛，反酸、嗳气，食欲差，便秘、便多，口干苦、恶心，消瘦)	1	②	3	4
疼痛(颈部、肩部、腰部、背部、腿部等)	①	2	3	4
敏感，易悲伤或伤心哭泣	1	2	③	4
手脚关节或身体某部位(麻木、僵硬、抽搐、颤抖、刺痛、怕冷)	①	2	3	4
视物模糊，眼睛干涩或胀痛，短期内视力下降	①	2	3	4
激动烦躁，易怒，对声音过敏，易受惊吓	1	②	3	4
追求完美，反复思考或重复做意义不大的事情	①	2	3	4
皮肤过敏、瘙痒、皮疹，或潮红、潮热、多汗	①	2	3	4
常关注健康问题，担心自己及家人生病	①	2	3	4
呼吸困难，憋闷或窒息感，喜大叹气，咳嗽，或胁肋痛	1	②	3	4
咽部不适、梗阻感，鼻腔干涩、鼻塞，耳鸣、耳塞	①	2	3	4
易尿频、尿急、尿痛，或会阴部不适	①	2	3	4

总分：　36

以上任何症状，对工作、生活以及与人相处中是否产生困难？程度如何？
完全不困难(　)　有些困难(　)　非常困难(　)　极其困难(　)

主要参考文献

[1] 傅小兰,张侃.中国国民心理健康发展报告(2019—2020)[M].北京:社会科学文献出版社,2021.

[2] 毛家亮,王彬尧.心理测试及黛安神诊治心脏神经症[J].上海第二医科大学学报,1998,18(04):305.

[3] 毛家亮.心血管疾病患者伴发焦虑抑郁症状的临床特征与治疗[J].上海第二医科大学学报,2001,21(01):79.

[4] 庄琦,毛家亮,李春波,等.躯体化症状自评量表的初步编制及信度和效度研究[J].中华行为医学与脑科学杂志,2010,19(09):847-849.

[5] 中华医学会神经病学分会神经心理学与行为神经病学组.综合医院焦虑、抑郁与躯体化症状诊断治疗的专家共识[J].中华神经科杂志,2016,49(12):908-914.